结核病就医指南

主编 李 亮 许绍发

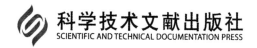

科学技术文献出版社

SCIENTIFIC AND TECHNICAL DOCUMENTATION PRESS

·北京·

图书在版编目（CIP） 数据

结核病就医指南/李亮,许绍发主编.—北京：科学技术文献出版社，2014.7
ISBN 978 - 7 - 5023 - 9121 - 8

Ⅰ.①结⋯ Ⅱ.①李⋯ ②许⋯ Ⅲ.①结核病—诊疗—指南 Ⅳ.①R52—62

中国版本图书馆 CIP 数据核字（2014）第 129379 号

结核病就医指南

策划编辑：丁坤善   责任编辑：丁芳宇   责任校对：赵 瑗   责任出版：张志平

出 版 者	科学技术文献出版社
地　　址	北京市复兴路 15 号　 邮编 100038
编 务 部	(010)58882938，58882087（传真）
发 行 部	(010)58882868，58882874（传真）
邮 购 部	(010)58882873
官 方 网 址	www. stdp. com. cn
发 行 者	科学技术文献出版社发行　 全国各地新华书店经销
印 刷 者	北京厚诚则铭印刷科技有限公司
版　　次	2014 年 7 月第 1 版　 2014 年 7 月第 1 次印刷
开　　本	710×1000　 1/16
字　　数	262 千
印　　张	18.75
书　　号	ISBN 978 - 7 - 5023 - 9121 - 8
定　　价	48.00 元

主编介绍

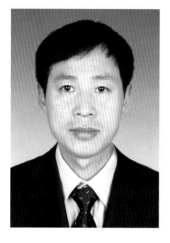

　　李亮，男，主任医师。1992年毕业于山东医科大学临床医疗系，1992—2003年在北京胸科医院骨科工作，2003—2013年在中国疾病预防控制中心结核病防治临床中心工作，任中心办公室主任；2013年至今在北京胸科医院任副院长。主要从事结核病的预防与控制，尤其在结核病诊疗、基础研究、规划管理、耐药结核病控制、感染控制等方面具有专长。

　　曾先后担任全国结核病耐药性基线调查（2007—2008年）办公室副主任，全国第五次结核病流行病学抽样调查办公室成员。先后负责和主持的课题二十余项，包括国家"十一·五"重大专项课题《耐药结核病临床发生规律及预警模式研究》、《耐药结核病综合治疗的研究》、国家"十二·五"重大专项课题《耐药结核病治疗的研究》、卫生部课题《住院结核病患者原因分析》、《肺结核治愈标准评估》和《全国结核病专科医院调查》、国际合作课题《结核病合并糖尿病双向筛查的研究》，以及全球基金、北京市科委课题等。

　　作为主编或副主编编写了《抗结核药品不良反应诊疗手册》、《实用肺结核病影像学诊断图谱》、《结核病治疗学》、《中国结核感染控制标准操作程序》等十余部专业书籍，在国内外核心杂志上发表专业论文三十余篇。为北京市"十百千人才工程"百级奖励人才。

　　目前担任首都医科大学附属北京胸科医院副院长、中华医学会结核病学分会副主任委员兼秘书长、中国疾病预防控制中心结核病防治临床中心副主任、中国防痨协会理事。《中华结核和呼吸杂志》编委、《中国防痨杂志》编委、《中华预防医学杂志》通讯编委。

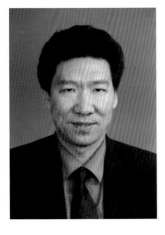

许绍发，男，汉族，1960 年出生，中共党员，1983 年参加工作，医学博士、主任医师、博士生导师、教授。

目前担任首都医科大学附属北京胸科医院院长、北京市结核病胸部肿瘤研究所所长、中华医学会结核病学分会主任委员、中国疾病预防控制中心结核病防治临床中心主任、中国防痨协会副理事长。

1983 年毕业于北京医学院，2001 年获博士学位。从事临床胸外科工作 20 余年，具有极为丰富的临床工作经验，对于胸部肿瘤的诊断和外科治疗居国内领先水平。专业特长是肺良性肿瘤、肺癌、纵隔肿瘤、食管癌等外科治疗及难治性肺结核的诊断及外科治疗；参加胸外科手术 4000 余例，主持完成胸外科手术 2000 余例；在局部晚期胸部肿瘤侵犯上腔静脉和/或无名静脉的外科治疗上，采用肿瘤根治合并人工血管置换，使部分中晚期肺癌和纵隔肿瘤的患者特别是出现上腔静脉综合征的患者得到了长期无瘤生存和较高的生活质量；在胸部肿瘤根治合并上腔静脉系统血管置换取得了高于国内外报道的切除率和较高的生存率；并且在国内外首次阐述受侵双侧无名静脉置换技术在肺癌和纵隔肿瘤外科治疗中的应用；对于胸部肿瘤侵及上腔静脉及双侧无名静脉行根治性切除加人工血管同时置换，巨大侵袭性纵隔肿瘤的实验及临床应用研究，居国际领先水平。

曾入选"北京市科技新星计划"，荣获"北京市先进工作者"、"北京市跨世纪人才工程"、"北京市优秀临床青年医师"等光荣称号。

多次前往美国、欧洲、加拿大、澳大利亚等国家参与国际交流及国内学术交流，获得国内外同行的认可与关注。指导硕士研究生 8 名、博士研究生 4 名，在各类专业杂志发表论文 20 余篇。

编 委 会

中华医学会结核病学分会简介

中华医学会结核病学分会（简称"结核分会"）成立于1937年4月，是中华医学会领导下的、由全国结核病防治工作者自愿组成的公益性、非营利性、学术性机构，是全国结核病防治工作的重要组成力量。

在中华医学会总会的领导下，结核分会的主要工作包括：

1. 开展结核病学术交流，组织重点学术课题探讨，制定学术指南或规范，定期举办学术会议，密切学科间、学术团体间的横向联系与协作。

2. 编辑出版相关学术信息或资料。

3. 开展结核病继续教育，组织业务学习或培训，不断促进全国结核病防治业务水平提高。

4. 多渠道、多形式地开展结核病科普宣传、健康教育活动，提高人民群众结核病知晓水平，增强疾病自我预防能力。

5. 发展与国（境）外医学团体和医学科技工作者的联系和交往，开展与国际、台港澳地区医学学术交流与合作。

6. 开展结核病相关信息咨询与服务工作。

7. 承办政府有关部门委托的其他工作。

近年来，结核分会制定了包括《结核病分类标准》、《临床技术操作规范·结核病分册》、《临床诊疗指南·结核病分册》、《非结核分枝杆菌病（NTM）诊断标准》、《肺结核门诊诊疗规范》、《耐多药肺结核临床路径》、《初治菌阳肺结核临床路径》、《复治肺结核临床路径》等在内的结核病诊断和治疗相关的国家标准和技术指南，是规范全国结核病医疗防治机构服务行为的权威标准。

结核分会每年组织一次学术大会，国内、外结核病防治、临床、管理和基础研究的专业人员齐聚一堂，交流新技术、新进展，分享研究成果和工作经验，讨论共同关心的问题和未来的合作。学术大会的规模、收到的文章和参会人数逐年增加，2013 年在重庆召开的学术大会参会人数达到千人以上。

结核分会每年还根据结核病工作的需要组织各级各类的培训班，如结核病影像诊断系列培训、结核病临床诊疗指南等，提高各级结核病专业人员的能力；开展形式多样针对不同人群的健康促进工作，努力提高公众对结核病的认识。

此外，结核分会还编写了大量极具学术价值并深受临床和防治医生欢迎的参考书，如《实用肺结核影像学诊断图谱》、《抗结核药品不良反应诊疗手册》、《结核病治疗学》等。翻译出版了世界卫生组织的《国家结核病防治规划——儿童结核病管理指南》、《全球耐多药结核病和严重耐多药结核病控制行动计划》、《WHO 耐药结核病规划管理指南》，美国结核中心的《耐药结核病临床医生使用指南》等。

结核分会还与国际伙伴建立合作关系，开展了多项国际合作项目。如通过礼来全球耐多药结核病合作项目开展各种结核病继续教育和培训工作；与世界医学会合作翻译出版培训教材，并建立了网络培训平台，通过网络对全国的结核病预防和治疗人员进行专业培训；与国际防痨和肺部疾病联合会合作开展结核病合并糖尿病有关的实施性研究等。

结核分会现任主任委员为北京胸科医院院长许绍发教授，副主任委员包括中国疾控中心刘剑君副主任、北京胸科医院李亮副院长、广东结核病防治研究所钟球所长和解放军第 309 医院全军结核病研究所的张广宇教授，秘书长为北京胸科医院副院长李亮教授。

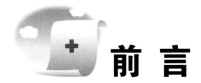 # 前　言

　　结核病是一古老的传染病，研究证明结核病已经存在数万年的时间。然而，长期以来，人们对结核病知之甚少，更谈不上如何防治。直到 1882 年，德国科学家罗伯特·科赫才发现结核病的病因是结核杆菌（简称"结核菌"，下同）。此后，人们同结核病的斗争进入新的历史阶段。人们借助痰涂片可以在显微镜下发现结核病的"元凶"——结核菌；通过培养可以获得肉眼可见的结核菌纯培养物；通过胸部 X 线可以发现结核病在肺部的表现。从 1943 年发现链霉素可有效治疗结核病开始，人类开始进入结核病的"化疗时代"。此后的 20 年，是抗结核药物发现的"黄金时代"，目前使用的绝大多数抗结核药物都是那个时代发现的。从 20 世纪 70 年代开始，全球开始结核病短程化疗的研究，抗结核治疗时间从 1 年缩短到 6 个月。新的药物、合理的疗程、精心的管理，使得全球结核病疫情明显下降，以至于 20 世纪 70 年代有人提出消灭结核病已经为时不远的乐观预测。然而，与人们的期望相左，结核病不但没有被消灭，近几十年来全球还有复燃趋势。目前全球每年新发结核病患者 800 万 ~ 1000 万，死亡 200 万 ~ 300 万。也就是说全球每一秒就会新出现一名结核病患者，每 15 秒就会有一人死于结核病。结核病仍是全球最严重的公共卫生问题之一。我国结核病防治形势也不容乐观。结核病以及耐多药结核病发病人数均居全球第二位，是全球结核病高负担国家

之一。

尽管结核病疫情严重，但遗憾的是大部分公众对结核病的认识还比较薄弱。结核病患者也迫切希望了解更多的结核病相关知识。有鉴于此，在 2014 年"世界防治结核病日"来临之前，由中华医学会结核病学分会、中国疾控中心结核病防治临床中心、首都医科大学附属北京胸科医院以及"就医指南网"合作，组织全国专家共同编写了这本《结核病——就医指南》。本书包括两个部分：第一部分为结核病的相关知识，涉及发病、流行、预防、诊断、治疗、生活及护理等内容；第二部分对全国部分结核病医院以及专家进行了介绍。本书希望给广大结核病防治人员、大众以及结核病患者提供一个了解结核病的途径；同时也为广大结核病患者就医提供帮助。

本书编写过程中，得到中华医学会结核病学分会、中国疾控中心结核病防治临床中心、首都医科大学附属北京胸科医院以及全国近 50 家结核病医院的全力支持。众多专家从不同专业撰写文章，期望在结核病知识的科普以及患者就医方面有所帮助。

由于编写时间仓促，业务水平有限，错误在所难免。敬请大家批评指正。

编 者

2014 年 3 月 15 日

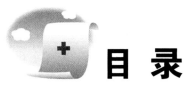

目 录

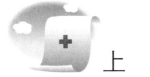

上 篇

结核病基本知识

第一部分 结核病的发病、流行、预防、控制

1. 什么是结核病?

结核病是一种由结核分枝杆菌引起的，主要经呼吸道传播的慢性传染病。我国过去曾称其为"痨病"。

2. 结核病已经存在多长时间了?

结核病是一种古老的疾病。人们在古埃及木乃伊身上发现存在骨结核。近几年通过新技术检测结核病至少已经存在 1.5 万年。

3. 身体哪些部位可以得结核病?

人体除毛发和指甲外的所有组织或器官都可以得结核病。最常见的部位是肺部，其他较常见的部位包括胸膜、淋巴结、骨与关节等。

4. 什么部位的结核病最常见?

肺部发生的结核占全身结核的 85%，是最常见的结核病发病部位。

5. 结核病的病原菌是什么?

结核病的病原菌是一种被称为"结核分枝杆菌"的细菌，由德国科学家罗伯特·科赫在 1882 年发现。结核菌很小，直径 1 ~ 4 μm，相当于人头发直径的

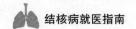

1/60，需要借助显微镜才能看到。

6. 为什么结核菌又被称为"抗酸菌"？

结核菌之所以被称为"抗酸菌"，是因为其具有"抗酸性"。"抗酸性"是指抗酸菌用一般的生物染色剂不易着色，需要在染色剂内加入石炭酸类媒染剂、经加温或延长常温染色时间才能着色；而一经着色，就不易被盐酸、乙醇等酸性脱色剂脱色。抗酸性是包括结核菌在内的分枝杆菌的一种特性，不是结核菌所独有。

7. 结核菌与分枝杆菌是什么关系？

结核菌又称为"结核分枝杆菌"，在生物分类上属于分枝杆菌菌属。目前发现的分枝杆菌已超过150种，大多数不引起人类疾病。分枝杆菌包括结核杆菌复合群以及非结核分枝杆菌两大类。结核分枝杆菌复合群包括结核分枝杆菌、牛分枝杆菌、非洲分枝杆菌和田鼠分枝杆菌等。其中结核分枝杆菌是引起人类结核病的病原菌。

8. 结核菌形态如何？

典型的结核菌是细长稍弯曲、两端圆形的杆菌。一般长 1 ~ 4 μm。痰标本中的结核菌可呈现为 T、V、Y 字形，及丝状、球状、棒状等多种形态。抗酸染色后的结核菌在显微镜下呈红色。

9. 结核菌有哪些生物学特点？

结核菌有三大特性：①抗酸性：即一旦着色就不易被酸性脱色剂脱色；②需氧性：结核菌是一种专性需氧菌，在有氧的环境中适宜生长；③生长缓慢：结核菌与其他细菌最大的不同点是生长缓慢。一般细菌如大肠杆菌 20 ~ 30 分钟就可繁殖一代，而结核菌 18 ~ 20 小时才能繁殖一代。

10. 结核菌是如何进入人体的？

结核病传染途径主要是呼吸道传染。传染性肺结核病患者咳嗽、打喷嚏、大声讲话时产生带有结核菌的飞沫核。这些飞沫核飘浮在空气中。健康人吸入这些含结核菌的飞沫核就有可能造成肺部感染。当然，结核菌也可经消化道或皮肤黏膜损伤侵入人机体，但罕见。

11. 结核菌进入人体后结局如何？

结核菌侵入人体后，我们的身体会动用各种防御机制进行对抗。一种可能是人体抵抗力很强，结核菌被消灭；另一种可能是结核菌可能在人体生存，这就叫感染结核菌。有研究发现结核菌进入人体后仅 30% 会被感染，而另外 70% 不会被感染。

12. 人感染结核菌后一定都会发病吗？

人体感染结核菌之后发病的只是少数。据研究，人感染结核菌后发病的几率有 5% ~ 10%。感染后是否发病取决于很多因素，主要是人体抵抗力以及结核菌毒力。抵抗力强而菌毒力弱细菌会被消灭；而人体抵抗力弱而细菌毒力强结核菌就会大量繁殖，人体就会发病。

13. 结核菌进入人体后不同器官发病顺序有何不同？

肺部是结核菌进入人体的第一站。大多数情况下结核菌在肺部繁殖且发病即出现肺结核，随后结核菌经肺部进入其他部位，如骨关节、淋巴结等，发生肺外结核；另一种情况是，结核菌虽在肺部停留，但肺部并不发病或发病轻微，结核菌经肺部直接流向其他部位如骨关节。这种情况下临床仅发现骨关节结核而肺部无结核病变。

14. 哪些人容易得结核病？

（1）贫困、营养不良人群。
（2）聚集地拥挤、通风不好的人群：如建筑工地、羁押场所等。
（3）老人及儿童。
（4）免疫低下人群：如艾滋病、移植术后、长期使用免疫抑制剂人群。
（5）生活压力大、精神紧张人群。

15. 谁是结核病的传染源？

结核病的传染源是排菌的肺结核病患者，即痰涂片和/或痰培养阳性的肺结核病患者。未经治疗的排菌肺结核病患者的传染性最大。正规治疗后传染源的传染性会很快降低。

16. 肺结核病患者为什么不能随地吐痰？

正常人痰很少，但在肺部患病后痰量就会增加，而且里面含大量的致病菌。
肺结核病患者痰液中多含有结核菌。肺结核病患者如果随地吐痰，痰液中的结核菌排出体外被尘埃包裹，结核菌在尘埃中存活的时间很长。尘埃中的结核菌可飘浮到空气中。正常人吸入含有结核菌的尘埃，就可能导致结核感染。

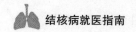

17. 结核病的流行有季节性吗？

结核病一年四季都可以发病，但冬春季更为常见。

18. 全球结核病疫情如何？

结核病在全球仍是一个严重的呼吸道传染病。据世界卫生组织报告，2012年全球估算新出现860万例肺结核病患者，130万人死于结核病。结核病自上世纪80年代中期到90年代出现死灰复燃趋势，主要原因是耐药结核病、结核病和艾滋病双重感染等。

19. 我国结核病疫情如何？

我国是世界上22个结核病高负担国家之一。结核病患者数居世界第二，仅次于印度。我国三分之一左右（超过4亿）的人口已感染了结核菌。据世界卫生组织估计，我国现有传染性肺结核病患者约140万，每年新出现肺结核病患者100万左右，每年约有13万人死于结核病。

20. 结核病患者都具有传染性吗？

不是所有结核病患者都有传染性。排菌的肺结核病患者（即痰涂片和/或痰培养阳性的肺结核病患者）是主要传染源；痰涂片和/或培养阴性的肺结核病患者传染性很低；肺外结核病患者一般没有传染性。

21. 如何知道肺结核病患者是否具有传染性？

最简便的方法就是对患者的痰液进行痰涂片染色以及显微镜检查。如涂片检查发现抗酸杆菌，则可能具有传染性；如果从患者痰液中培养出结核菌也说明具有传染性。

22. 结核病患者的传染期一般多久？

一旦开始正规治疗，对药物敏感的传染性肺结核病患者2周后痰内结核菌即迅速减少，传染性大大降低。部分患者对治疗方案疗效差（如耐药），可长期具有传染性。

23. 接触结核病患者后就一定会得结核病吗？

并非所有接触结核病患者的人都会得结核，这主要取决于以下几个因素：①所接触的结核病患者是否是排菌患者：接触排菌患者则发病可能性大；②传染源排出菌量的大小：接触的传染源排菌量越大，则发病可能性越大；③与结核病患者接触的密切程度：密切接触比非密切接触发病可能性更大；④自身抵抗力高低：自身抵抗力越高，越不容易发病。

24. 为什么要及早发现并治疗传染性肺结核病患者？

传染性肺结核病患者是传染源，是导致结核病在人群传播的主要原因。及早发现人群中的传染性肺结核病患者并给予合理的治疗，一方面可以使患者痰中结核菌数量尽快降低，进而减少播散给其他人的机会；另一方面也可使患者尽快恢复健康，免受疾病痛苦。

25. 结核病会遗传吗？

肺结核是一种传染性疾病，而不是遗传性疾病，所以是没有遗传性的。

有时可发现一个家庭中有多个家庭成员得结核病的情况，这是由于共同生活、密切接触导致传染所致，而不是遗传。

婴儿先天性结核病是由于母亲患结核病，胎儿在母体子宫感染结核病的原因。

26. 患结核病的妇女可以怀孕吗？

妇女如患活动性肺结核要暂时避孕，患肺结核妇女妊娠对患者和胎儿都不利：利福平、链霉素等药物对胎儿有影响；孕妇患严重的肺结核，胎儿可因缺氧与营养不良导致发育不良或死胎；结核菌也可通过血行播散，在胎盘内形成结核病灶，经破坏的绒毛进入胎儿体内传染给胎儿。

通常肺结核治愈半年后，可以正常妊娠。如果想要怀孕，最好事先咨询经治医生。

27. 为什么艾滋病患者或感染者容易合并结核病？

艾滋病是由艾滋病毒所引起的。艾滋病毒攻击人体免疫系统，致使人体抵抗能力明显降低。抵抗力降低可以导致结核菌进入人体繁殖，或原来在体内处于静止期的结核菌再度复活，进而出现结核病。结核病是艾滋病患者死亡的主要原因。

28. 新生儿为什么要接种卡介苗？

卡介苗（BCG）是一种减毒的牛结核分枝杆菌活疫苗。卡介苗接种是用人工方法，使未受结核菌感染的儿童产生一次轻微的、没有临床发病危险的原发感

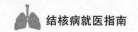

染，从而产生一定的特异免疫力。接种卡介苗对于预防及控制儿童结核病特别是结核性脑膜炎和粟粒性肺结核起到重要作用。

29. 接种卡介苗有哪些注意事项?

（1）卡介苗的接种对象：是无接种禁忌证的新生儿；出生时因健康等原因未接种卡介苗的或接种未成功的婴幼儿争取在 12 月龄内完成补种。

（2）卡介苗接种后半个月到 1 个月左右，局部可出现红肿，形成脓疱。此时应保持清洁，不必包扎，2 ~ 3 个月左右结痂脱落形成小瘢痕。个别婴儿出现腋下淋巴结肿大，可热敷。

（3）个别婴儿可发生异常反应及并发症：如淋巴结炎、骨髓炎、全身播散性卡介苗感染、诱发湿疹、银屑病等，应及时到医疗机构进行相应处理。

30. 卡介苗接种有哪些禁忌证?

有以下情况的新生儿暂不接种卡介苗，待禁忌证消除后应补种：

（1）早产儿、难产儿、新生儿体重在 2500 g 以下，生活能力不够成熟及患有其他疾病的新生儿。

（2）难产、分娩创伤并有显著临床症状者。

（3）病理性黄疸。

（4）伴有明显先天性畸形和先天性疾病者。

（5）发热（>37.5℃）。

（6）有顽固性呕吐及严重消化不良者。

（7）有皮疹及脓皮病者。

（8）其他特殊情况：如过敏体质、免疫缺陷等。

（9）急性传染病。

（10）心、肝、肾疾病及结核病等慢性疾病或神经系统疾病者。

其中急性传染病患儿痊愈 1 个月后、其他禁忌证患儿待禁忌证消除半个月后方可接种。

31. 如何判断卡介苗接种成功?

卡介苗接种后 12 周要进行皮肤菌素试验（PPD）。PPD 注射后 72 小时注射部位皮肤反应硬结平均直径≥5 mm 为阳性，视为卡介苗接种成功。卡介苗接种后 12 周阳转率是考核和评价卡介苗接种质量和免疫成功率的重要指标。

32. 接种卡介苗后会出现哪些局部反应? 如何处理?

卡介苗接种后，绝大部分婴儿于接种 2 周左右在局部出现红肿、丘疹样浸润硬块，以后逐渐软化成白色脓疱并可自行破溃形成溃疡，8 ~ 12 周后愈合结痂，痂脱落后局部形成凹陷性瘢痕（卡疤）。极少数受种者可在接种后 4 ~ 12 周同时出现同侧腋下淋巴结轻微肿大，直径 < 10 mm，4 ~ 8 周后消退。

局部反应一般不需处理，局部红肿不能热敷，对特殊敏感的人可考虑给予小剂量镇痛退热药，一般每天 2 ~ 3 次，连续 1 ~ 2 天即可，同时注意保持局部清洁，避免继发感染。

33. 卡介苗接种会出现哪些异常反应？

卡介苗异常反应并不多见，主要包括局部强反应（接种局部脓肿或溃疡）、淋巴结炎（同侧腋下淋巴结肿大）、骨髓炎、全身播散性卡介苗感染、瘢痕疙瘩、寻常狼疮等。出现异常反应需及时就医处理。

34. 接种过卡介苗是否就不得结核病？

卡介苗接种对预防儿童结核病，尤其是结核性脑膜炎、粟粒型肺结核有很好的效果。但是，随着时间的延长，这种抵抗力会逐渐减弱直至消失。多项研究显示，成年后再重新接种卡介苗并不能预防结核菌感染及结核病。

35. 什么叫结核病"预防性化学治疗"？

对已经感染结核菌的人，给予抗结核药物来预防感染后发生结核病称为"预防性化学治疗"。"预防性化学治疗"主要是针对那些已经感染结核菌、且具有较高发病风险的人群。

36. 哪些人需要接受结核病"预防性化学治疗"？

（1）艾滋病病毒和结核菌（HIV/TB）双重感染者。

（2）与新发现菌阳肺结核病患者有密切接触，PPD 反应 ≥5 mm 的儿童或虽无接触史但近 2 年 PPD 反应值增加 ≥10 mm 的新感染儿童，特别是 5 岁以下儿童。

（3）结核菌素试验结果阳性，并且是糖尿病或长期使用激素、免疫抑制剂的患者。

（4）学校、工厂等集体单位发生学生或工人结核病流行时，在指示病例的密切接触者中 PPD 反应 ≥15 mm 者。

（5）新进入高结核感染环境，在发现 PPD 反应 ≥15 mm 或有水疱者。

是否需要进行预防性治疗需要专业医生进行综合评估，并排除活动性结核病后才能进行。

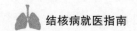

37. 结核病"预防性化学治疗"的方案和治疗时间是什么？

目前比较常用的预防性治疗方案包括：

（1）单用异烟肼方案：6～9 个月。

（2）单用利福平方案：4 个月。

（3）异烟肼和利福平联合治疗方案：3 个月。

（4）异烟肼和利福喷汀联合间歇治疗方案：3 个月。

38. 健康人戴口罩能预防结核病吗？

一般性的纱布口罩和一次性外科口罩对于结核病防护作用不大。只有医用防护口罩，例如 N95 口罩能起到预防和控制结核感染的目的。

与传染性肺结核病患者接触、出入较高风险场所（如医院、结核科门诊等）时，建议佩戴医用防护口罩。

39. 结核病患者需要戴口罩吗？

排菌的肺结核病患者是主要传染源，这类患者外出应该佩戴纱布口罩或外科口罩，这样能够阻止和减少结核菌通过患者的口鼻扩散到空气中，减少传染他人的风险。无传染性的结核病患者（如菌阴患者，肺外结核病患者等）无需戴口罩。

40. 传染性肺结核病患者外出应该注意什么？

（1）传染性肺结核病患者应尽量避免到公共场所和人群密集的地方。必须外出时应该戴口罩。

（2）不随地吐痰。

（3）咳嗽、打喷嚏时要掩住口鼻，不要对着他人。

41. 与肺结核病患者共用餐具会感染结核病吗？

结核菌主要是通过呼吸道来传播的。共用餐具在一般情况下不会引起结核病的传播，因为即使少量结核菌进入消化道也会被胃酸消灭。

42. 患者被确诊肺结核后，周围哪些人应该被筛查结核病？

（1）患者家庭成员。

（2）同事、同学。

（3）其他与患者接触较多的人群。

43. 结核菌素皮肤试验（PPD）阳性意味着什么？

结核菌素皮肤试验（PPD）阳性意味着机体曾经受到结核菌感染，或接种过卡介苗。

44. PPD 阳性的人能被诊断结核病吗？

PPD 阳性意味着机体曾经受到结核菌感染，或接种过卡介苗。被结核菌感染和结核病发病是两个不同的概念。感染后只有 5%～15% 的人发病。

45. PPD 阴性可以排除结核菌感染诊断吗？

PPD 阴性一种情况是未曾感染结核菌。也有少数免疫力低下的人呈阴性或因技术原因而呈现假阴性。

46. 现代结核病控制策略（简称 DOTS 策略）是什么？

DOTS 策略是世界卫生组织 1995 年起在全球倡导的以直接面试督导下短程药物治疗为基础的现代结核病控制策略。这一策略主要包括五个要素：①结核病控制的政府承诺；②利用痰涂片显微镜检查为主的方式发现传染性肺结核病患者；③对涂片阳性的传染性肺结核病患者实行全程面视管理下的治疗管理，以保证患者的规律服药直至完成疗程，达到治愈；④确保药品持续不间断的免费供应，并保证药品的质量；⑤建立统一的结核病患者的登记、报告和监测评价系统。

47. 控制结核病的最核心内容是什么？

积极发现和治愈传染性肺结核病患者（痰涂片阳性患者），是结核病控制最有效、最符合成本/效益的疾病控制干预措施，也是现代结核病控制策略（DOTS）的实质。

48. "世界防治结核病日"是如何确定的？

每年 3 月 24 日是世界防治结核病日。设立世界防治结核病日主要的目的是动员公众支持加强在全球范围的结核病控制工作，使结核病能得到及时的诊断和有效的治疗。

1882 年 3 月 24 日世界著名微生物学家、德国医学家罗伯特·科赫宣布结核菌是导致结核病的病原菌。1982 年由国际防痨协会和世界卫生组织倡议举办纪念罗伯特·科赫发现结核菌 100 周年活动，国际防痨协会的会员之一非洲马里共和国防痨协会提议，要像其他世界卫生日一样，设立世界防治结核病日。这个建

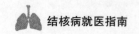

议后来被国际防痨协会理事会采纳。1995 年底，世界卫生组织（WHO）将 3 月 24 日确定为世界防治结核病日。1996 年 3 月 24 日是第一个世界防治结核病日。

49. 我国历年"世界防治结核病日"的宣传主题是什么？

1996 年：我们面临结核感染的危险。

1997 年：防治结核病，人人保健康。

1998 年：结核病——严重威胁人类健康的传染病；实行归口管理，有效控制结核病。

1999 年：依法控制结核病，防止结核病蔓延。

2000 年：动员全社会共同关注结核病。

2001 年：积极发现、治愈肺结核病患者。

2002 年：遏制结核，消除贫困。

2003 年：人类与结核病，DOTS 治愈我的病，也能治好你的病。

2004 年：控制结核病，让每一次呼吸更健康。

2005 年：防治结核，早诊早治，强化基层。

2006 年：防治结核，坚持不懈。

2007 年：结核流行广泛，控制从我做起。

2008 年：控制结核，人人有责。

2009 年：控制结核，人人有责——关注农民工，共享健康。

2010 年：遏制结核，健康和谐。

2011 年：遏制结核，共享健康。

2012 年：你我共同参与，消除结核危害。

2013 年：你我共同参与，消除结核危害。

2014 年：你我共同参与，依法防控结核。

50. 什么是耐药结核病？

结核菌如果对抗结核药物敏感性降低，使得临床治疗的效果下降，即抗结核药物作用下降或不再起作用，就称为耐药结核病。

51. 什么是耐多药结核病？

耐多药结核病是一种特殊类型的耐药性疾病，指的是结核菌至少对异烟肼和利福平这两种最有效的抗结核药物同时耐药。目前耐多药结核病的治愈率仅有 50% 左右。

52. 什么是单耐药结核病?

单耐药结核病指结核菌对一种一线抗结核药物耐药。

53. 什么是多耐药结核病?

多耐药结核病指结核菌对一种以上的抗结核药物耐药,但不同时耐异烟肼和利福平。

54. 什么是广泛耐药结核病?

广泛耐药是指结核菌同时对异烟肼、利福平、氟喹诺酮类药物以及二线注射剂(阿米卡星、卡那霉素或卷曲霉素)耐药。广泛耐药结核病的治愈率比耐多药结核病更低。

55. 耐药结核病是如何产生的?

耐药结核病产生的原因包括:①结核菌自身突变:这种可能性较低;②治疗不合理导致耐药:这包括治疗方案不合理、患者未遵医嘱全程、足量服药、患者由于不良反应等原因停药或减药、患者对药物吸收功能不佳、药品本身质量有问题等。这是发生耐药的主要原因。

56. 哪些患者最可能是耐药患者?

那些经过规律治疗但是治疗失败的患者、不规律用药反复停药的患者和与已知耐药结核病患者密切接触的人,是耐药风险较高的人群。

57. 如何防止耐药结核病产生?

预防耐药的产生,最主要的是要坚持规则治疗,力争一次治愈。一旦确诊为结核病,一定要到定点医疗机构进行正规治疗。特别是在治疗一段时间症状显著好转时一定要遵照医嘱完成规定的治疗疗程,达到彻底治愈。治疗过程中如果有不适症状,应及时找医生就诊,不能擅自停药和减药。

第二部分　结核病的诊断

1. 结核病有哪些类型?

结核病根据发生部位一般分为肺结核和肺外结核两大类型。肺结核发生在肺脏，而肺外结核则发生在肺脏以外的其他器官，如骨、淋巴结、肝脏等。

根据发病特征可分为原发性肺结核、血行播散性肺结核、继发性肺结核、结核性胸膜炎和肺外结核五类。

根据影像学特征又可分为浸润性肺结核、空洞性肺结核、干酪性肺炎、结核球、损毁肺和肺硬变等。

根据病变活动情况又可分为活动性肺结核和陈旧性肺结核。

根据患者排菌情况可分为菌阳肺结核和菌阴肺结核。

2. 肺结核有哪些症状?

肺结核常见症状有：咳嗽、咳痰、低热、盗汗、乏力、胸痛、食欲不振和消瘦等症状，女性患者可伴有月经不调。其中咳嗽、咳痰、发热是最常见症状。这些症状不是结核病所特有的，其他病如肺炎、肺部肿瘤、某些寄生虫病、慢性胆囊炎、结缔组织疾病等也可出现这些症状和体征。

3. 肺结核一定会出现临床症状吗?

2010 年全国结核病流行病学调查显示，肺结核病患者中无症状者所占比例高达 43.1%。实际上许多肺结核病患者早期无明显症状，通过健康体检偶然发现。

4. 如何诊断肺结核?

肺结核的诊断包括细菌学诊断以及临床诊断。细菌学诊断是在患者身上（如患者痰液、胸腔积液、脓液、病灶等）找到结核菌。最常见的检查是痰涂片检查或痰培养检查。临床诊断是不能从患者发现结核菌，但通过临床症状、体征以及影像学或其他检查诊断结核病。

有时通过各种方法也不能确诊结核病，这时需要进行诊断性抗结核治疗。

5. 确诊肺结核的金标准是什么?

痰结核菌培养以及菌种鉴定检查是确诊肺结核的金标准。

6. 诊断肺结核时胸部 CT 检查与胸片检查哪个更好些?

胸片是传统的结核病诊断方法。与胸片相比，胸部 CT 检查可发现普通胸片所显示不清的病变及特征，对肺部疾病的鉴别诊断（特别是肺结核和肺癌的鉴别）显得尤为重要。临床上有时患者胸片"正常"，而肺部 CT 显示在胸椎旁存在隐藏的空洞性病变。此时胸片是看不见的。胸片与胸 CT 比较，胸片的漏诊率约为 20% 。因此，肺部 CT 的检查在临床诊断及鉴别诊断工作中，对了解病变形态特征、分布、多少、良恶性疾病的鉴别以及纵隔淋巴结大小情况起着越来越重要的作用，是普通胸部 X 线所不能替代的。

7. 怎样早期发现肺结核？

对咳嗽、咳痰大于 2 周者应及时到医疗机构排查有无肺结核。

结核病高危人群，如与排菌的肺结核病患者密切接触者、医疗机构尤其是结核病医院的医生、护士和护工、糖尿病血糖控制不理想者、长期使用激素或免疫抑制药者、HIV 感染者、营养不良（胃大部切除）患者、尘肺患者等，有条件者每年应进行肺部健康查体。

8. 如何诊断肾结核？

早期单纯肾结核可无症状。如侵犯输尿管和膀胱，可出现尿频、尿急或脓尿等，可伴有低热、盗汗和乏力症状。如果出现肾盂积水造成肾盂扩张或输尿管扩张等，可伴有腰酸或腰痛。了解肾脏和输尿管病变情况，需要做 CT 增强扫描。肾结核多表现患肾有空洞、体积增大，或肾盂积水、输尿管管壁局限性增厚等表现。

24 小时尿沉渣进行结核菌检查，若查到结核菌可以确诊。肾结核在病变局限或较轻时也查不到结核菌的。因此，也要结合临床和相关辅助检查，排除相类似疾病，必要时采取试验性抗结核治疗，根据治疗效果，综合分析和判断，即提倡综合诊断。

9. 如何诊断肠结核？

肠结核早期难以发现，可有间断低热、盗汗、乏力、腹泻便秘交替出现，可能以其中 1 ~ 2 种症状为主。当发生不全性肠梗阻时，可有饭后间断腹痛、腹胀、排气减少。当发生完全性肠梗阻时，患者腹痛持续加重，可有呕吐，腹部可有肠型。肠鸣音消失，无排气。腹部平片可显示肠胀气征象。

肠结核的确诊要靠肠镜检查。

10. 如何诊断结核性胸膜炎？

大多数结核性胸膜炎的诊断较为困难，需要根据患者的症状和体征、胸部 CT 特征和相关化验，并排除其他常见疾病来综合判断。胸膜活检或内科胸腔镜检查有助于确诊。

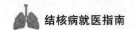

11. 如何诊断结核性脑膜炎?

结核性脑膜炎可以有多种症状:开始有劳累后间断头痛,可伴有不规则低热,休息后好转;可有嗅觉异常、一只眼睛无明显诱因斜视、肢体运动障碍或癫痫等。大多数患者随病变进展头痛加剧,伴有呕吐和高热,严重者嗜睡,甚至昏迷。

腰椎穿刺可发现:颅压升高,蛋白升高,糖和氯化物降低。

脑 CT 或核磁检查显示脑内有病变。

一般结合临床症状、体征和相关化验综合分析判断为结核性脑膜炎可能性大时,应立即抗结核试验性治疗。在治疗的同时继续排除其他脑膜炎可能。

脑脊液检查发现结核菌可确诊,但绝大多数脑脊液查不到结核菌。

12. 如何诊断结核性腹膜炎?

结核性腹膜炎诊断需要根据患者的症状和体征(腹部揉面感,移动性浊音呈阳性)、腹部 CT 表现和相关化验,排除引起腹腔积液的其他常见疾病,并结合抗结核治疗效果,综合分析和判断。必要时腹腔镜取病理活检可协助确诊。

13. 如何诊断支气管结核?

支气管结核病患者多以咳嗽、刺激性干咳为主。痰为白色、痰量不多。发生明显气管和支气管狭窄时,胸部 CT 可显示病变部位或患侧的支气管狭窄。通过气管镜检查、病理检查,检查到结核菌可确诊。有时试验性抗结核治疗有助于诊断。

14. 什么是陈旧性肺结核?

肺内有一个或多个钙化灶、纤维条索影或硬结灶,经过长期动态观察无变化;患者无咳嗽、咳痰、低热和盗汗等症状,痰查结核菌阴性或无痰。

15. 什么是活动性肺结核?

患者可有咳嗽、咳痰、低热、盗汗等症状,在早期可症状不明显,亦可无症状。胸片或 CT 显示肺内有渗出性病灶、或伴空洞、或为团块影干酪病灶、或伴肺不张、或伴有局限性胸膜增厚。新老病灶可并存,呈多态性、多灶性、多分布等特点。痰查结核菌可阳性或阴性。

16. 什么叫原发性肺结核?

健康人吸入空气中的结核菌导致初次感染并引起的临床肺结核病即为原发性

肺结核。发病率仅为 10% 左右。此型肺结核多见于儿童，成人和老年人少见。

17. 什么叫继发性肺结核？

结核菌初次感染人体后（多在儿童时期），体内潜伏的结核菌可在任何年龄阶段重新繁殖变为活动性结核病，称为复燃。人体也可再次感染外界的结核菌而发病，称外源性感染。这两种情况都为继发性肺结核，是成人肺结核最常见的类型。

18. 什么叫结核瘤？

结核瘤是一种较为局限的结核病灶，在胸片或 CT 上其形态像"瘤"，为良性病灶。抗结核治疗后可缩小，成为纤维硬结灶；或结核瘤内干酪坏死物随引流支气管排出体外，形成空洞。

19. 什么叫浸润性肺结核？

胸片或 CT 显示肺内结核病灶为新渗出病灶，可呈片絮状阴影，其内可有空洞影。

20. 什么叫毁损肺？

胸部一侧肺或一叶肺被病变（如结核病）完全破坏掉，失去了肺的正常组织结构，肺功能随之丧失，即为毁损肺。

21. 肺内纤维和硬结性病灶意味着什么？

肺内纤维和硬结性病灶 CT 表现为纤维条索影或密度较高结节灶。这类病灶往往代表肺内病变稳定或为结核病治愈的结局，或为陈旧性肺结核的表现。

22. 什么叫菌阴肺结核？

菌阴肺结核是痰中无法查到结核菌但临床支持肺结核的患者。其诊断标准为：
（1）典型肺结核临床症状和胸部 X 线表现。
（2）抗结核治疗有效。
（3）临床可排除其他非结核性肺部疾患。
（4）结核菌素（PPD 5TU）皮肤试验强阳性；血清抗结核抗体阳性。
（5）痰结核菌 PCR 加探针检测阳性。
（6）肺外组织病理检查证实结核病变。

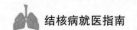

（7）支气管灌洗液检出抗酸分枝杆菌。

（8）支气管或肺部组织病理检查证实结核性改变。

存在肺部疾患，具备1~6中三项或7~8条中任何一项可确诊。

23. 什么叫干酪性肺炎?

干酪性肺炎是肺结核的一种类型，病变特点：病灶以干酪病灶（肉眼观察，坏死组织呈凝固状、质坚实、色浅黄，其形似干酪，故又名干酪坏死）为主，可伴有干酪坏死溶解的虫蚀样空洞，常以大叶实变为主，或为小叶分布。该型患者结核中毒症状较重，体温多中等度发热（38℃以上）且持续时间较长，是肺结核较重的一种类型。

24. 肺结核空洞是如何形成的?

人体感染结核后，一方面结核菌在肺组织内大量繁殖，局部肺组织受损；另一方面机体也对结核菌产生局部的变态反应，造成局部肺组织的免疫损伤，形成干酪坏死样病变。病灶溶解液化，坏死物从支气管排出，空气进入腔内形成空洞。肺结核空洞的好发部位以两肺上叶最多，约占70%左右；下叶次之；中（舌）叶最少。上肺叶以尖段多发。空洞可以单发也可以多发。空洞在X线上表现为透光区，呈现多种形状。根据空洞壁性质不同，分为厚壁、薄壁、纤维及蚕食样空洞等。

25. 一些人体检时发现胸片有钙化点意味着什么?

肺内有钙化点或钙化灶，一般意味着以往可能患过局灶性肺结核。当时抵抗力好、病变轻，未治疗而自愈。

26. 如何看痰涂片抗酸菌检查结果?

阴性：未查到抗酸杆菌。

具体数字：300个显微镜视野发现1~8条抗酸杆菌。

1＋：100个显微镜视野发现3~9条抗酸杆菌。

2＋：10个显微镜视野发现1~9条抗酸杆菌。

3＋：每个显微镜视野发现1~9条抗酸杆菌。

4＋：每个显微镜视野发现至少10条抗酸杆菌。

27. 痰涂片阳性一定是肺结核吗?

痰抗酸涂片阳性，仅表示感染是抗酸杆菌，包括结核菌和非结核分枝杆菌，因此不一定是肺结核。若需确诊还要进一步做痰结核菌培养＋菌种鉴定。

28. 痰涂片检查阴性一定没有传染性吗？

不是。痰涂片阴性有如下可能：①痰中没有抗酸菌，患者没有传染性；②痰中的细菌数量太少（少于 5000 条/ml），不足以被发现；③痰涂片过程存在问题导致"假阴性"结果。一般认为若实验室结果可靠，痰涂片阴性意味着肺结核病患者传染性小或无。

29. 为什么抗结核治疗期间要动态观察痰中结核菌情况和胸部影像变化？

肺结核确诊后开始抗结核治疗，需要了解治疗效果。目前反映治疗效果的指标包括症状和体征、痰中结核菌数量以及胸部病变是否缩小。由于症状体征变化缺乏客观数据，因此，目前临床主要通过痰中结核病情况（有和无）以及病灶影像学变化（增大、缩小、无变化）来判断治疗效果。一般治疗过程中至少要检查痰菌 3 次，胸片 2 次。

30. 为什么肺结核病患者有时还要检查其他部位有无结核？

肺结核是最常见的结核病类型，但有时一个患者可能同时存在多个部位结核；另外，肺结核采取短程（一般为 6 个月）化疗方案治疗，而肺外结核一般治疗 1 年以上。因此，在确诊肺结核后，有些患者还要检查其他部位是否存在结核病，以明确诊断和治疗方案。

31. 肺结核病患者为什么会咯血？

凡是喉部以下呼吸道（即气管、支气管）或肺部出血，随着咳嗽从口腔咳出者称为咯血。肺结核咯血常见的原因有以下几种：

（1）由于结核病灶炎性反应和毒素对毛细血管壁的刺激，使毛细血管壁通透性增强，红细胞外渗至肺泡，出现痰中带血或血染痰。

（2）结核病灶坏死、溃烂时侵蚀到血管壁，可发生咯血，根据被侵蚀血管的不同而咯血量不同。

（3）肺结核并发支气管结核时，局部血管受损而咯血。

（4）部分患者在空洞形成过程中，空洞壁上的血管形成动脉瘤，如果病灶进一步侵蚀动脉瘤时，可破裂而发生大咯血。

（5）慢性肺结核病患者常并发支气管扩张而咯血。

（6）陈旧性结核病的钙化灶刺激或纤维瘢痕收缩引起咯血。钙化灶坚硬、

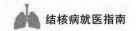

锐利，可以刺破肺部血管；也可以因钙化灶脱落引起大咯血。甚至是致命性大咯血。但这种咯血多与活动有关，多在活动后咯血，而与肺部病灶活动无关。

（7）肺结核并发凝血机制异常或替代性月经（包括子宫内膜异位症）。

32. 咯血一定是肺结核吗?

咯血原因有上百种，许多呼吸道疾病都可以出现咯血症状，如肺结核、支气管扩张、肺癌、肺炎、肺寄生虫病、肺真菌病等。肺结核只是咯血的一种原因。不过在结核病高流行国家，咯血患者约 70% 是由肺结核引起，因此出现咯血症状一定要到医院就诊。

33. 肺结核病患者咯血代表病情加重了吗?

在肺结核治疗过程中的任何阶段均可发生咯血，咯血并不一定代表结核病恶化，需要结合患者的情况具体分析。有时在治疗肺结核吸收好转期，也会发生患者咯血，此时多为钙石划破血管而导致咯血；或者形成结核性支气管扩张时，局部发生炎症，致使局部血管破溃亦可发生咯血，随着炎症治愈时，咯血缓解；或结核病进展，病变侵犯了病灶附近血管，亦可发生咯血。

34. 为什么肺结核病患者痰液检查很重要?

肺结核病患者痰中可能带有结核菌，通过查痰有助于确诊肺结核，同时还可以判断患者有无传染性。痰检的另一作用就是作为结核病治疗疗效判断指标，痰菌消失是治疗有效的重要指标。

35. 肺结核病患者留取什么样的痰标本最理想?

一般来说，干酪痰、血痰或黏液痰最有可能含结核菌，阳性率最高。另外，晨起时深部痰结核菌阳性率也很高。

36. 肺结核病患者复查时无痰怎么办?

有一部分肺结核病患者复查期间无痰或不会咳痰，可以通过雾化吸入来诱导咳出痰液。在家也可以做简易方法：利用一杯热水的蒸气，对其反复深呼吸后留痰。注意咯血患者不适合！

可在散步时带着留痰瓶，痰咳出时及时留取。

37. 为什么要做结核菌培养?

通过结核菌培养可确定：①痰中的菌是否是抗酸杆菌；②痰中的抗酸杆菌是

死菌还是活菌；死菌意味着患者不再具有传染性；③培养＋菌种鉴定检查：可确定痰中的菌是结核菌还是非结核分枝杆菌；④培养＋药敏试验：可确定结核菌是否耐药；⑤痰培养：也是判断疗效的指标。传统培养方法一般 1～2 个月才能出结果。

38. 为什么要做药敏试验？

药物敏感试验（简称药敏试验）是确定结核病患者身上的结核菌是否对抗结核药物耐药的一项检查。医生可根据药敏试验的结果确定或调整治疗方案。

39. 为什么大部分患者的药敏试验要 2～3 个月才能出结果？

结核菌生长非常缓慢，一般 18～24 个小时才能繁殖一代。开展药敏试验前首先要进行痰培养以获得结核菌，这一过程需要 1～2 个月，而单纯药敏试验一般需要 1 个月，因此，整个过程需要 2～3 个月的时间。

40. 哪些肺结核病患者需要做气管镜检查？

以下患者可能需要气管镜检查：

（1）咳嗽剧烈，或伴有肺不张，或病变的分布疑似有气管管道播散，怀疑有支气管结核的患者。

（2）诊断不明确，需要气管镜进一步明确诊断。可以做灌洗、刷检、活检，查结核菌、癌细胞、其他细菌或真菌等。

（3）对已经确诊的支气管结核病患者，可以通过气管镜做局部给药等治疗。

41. 气管镜检查后有哪些注意事项？

（1）要用专用气管镜检查后配制的消毒液漱口，或盐水漱口。

（2）有痰液咳出时，应留取在痰瓶里送检，可提高检出的阳性率。

（3）气管镜检查后应禁食和禁水至少 2～3 小时，待咽喉和口腔的麻药效力消退后，方可试探少量进水，如无呛咳，再进食。如果麻药效力尚未消退，过早的进食或进水，会发生咽"错道"，水或食物咽到气管里，患者出现呛咳。临床上有这样的病例发生，应予小心。

（4）气管镜检查后有个别患者出现咯血。不要紧张，配合医生止血治疗。

（5）极个别患者气管镜治疗后，发生少量纵隔气肿。患者有憋气或气短，要告知医生。一般经过休息或吸氧观察后，可自行缓解。

42. 血沉快一定是结核病吗？

血沉是"红细胞沉降率"的简称。血沉在任何炎症反应、贫血、结缔组织

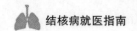

疾病、风湿、类风湿、恶性肿瘤、术后以及结核等疾病或因素均可能导致血沉的增快。对于结核病患者，多伴有发热、盗汗等全身症状，可能伴发血沉增快，但血沉不是结核病的特异指标。血沉增快需要医生结合患者实际情况判断疾病性质。

43. 结核病患者血沉增快代表病情重吗？

一般认为，结核病患者血沉增快，提示病情活动或复发；当其抗结核治疗有效、病情好转或稳定时，血沉逐渐恢复正常。由于血沉的影响因素多，且结核病患者可能存在引起血沉增快的并发症或伴随疾病，因此，血沉有助于观察结核病的活动性，但并不是判断结核病患者病情轻重的特异性指标。

44. 结核病有关的抗原抗体检查结果可信吗？

结核菌感染人体后，可分泌抗原至患者的痰液、血液、浆膜腔积液中，进而产生特异性抗体 IgG、IgA、IgM。但令人遗憾的是，目前发现的结核菌有关的抗原或抗体的敏感性或特异性与实际需求还有较大差距。因此，尽管市场上抗原或抗体产品不少，但世界卫生组织并不建议在临床诊断中使用商业性的抗原或抗体。进一步研究结核菌的特异抗原或抗体任务还很艰巨。

45. 什么是"结核肉芽肿"？

肉芽肿是慢性炎症的病理改变，其特点为局限性以及增生性病变。结核性肉芽肿为感染性肉芽肿，其形成系因结核菌侵入体内引起的迟发型超敏反应在局部形态上的表现。显微镜下可见肉芽肿中心部分为干酪样坏死，坏死灶周围可见大量上皮样细胞和朗汉斯多核巨细胞，外层淋巴细胞浸润，周边有成纤维细胞和胶原纤维分布。结核肉芽肿是诊断结核的重要病理特征。

46. 什么是"结核结节"？

结核结节是特殊的肉芽肿性病变。在肉眼下可见数个结节融合隆起于脏器表面或其切面，呈粟粒大小，灰白色或灰黄色。在镜下，典型的结核结节表现为1~2个朗汉斯细胞居于结节中央，周围呈放射状排列的为上皮样细胞，最外层是浸润的淋巴细胞和成纤维细胞，在部分结核结节的中心可见坏死。结核结节属于增生性病变，其出现提示机体的免疫力较强。结核结节病变的进展或消退有赖于结核结节中的巨噬细胞功能，激活的巨噬细胞可杀灭吞噬的结核菌，使病变消退或稳定；而未激活的巨噬细胞可使吞噬的结核分枝杆菌增殖，病变扩大。

47. 什么是"原发综合征"?

结核菌第一次进入人体称之为原发感染。其中，5%～15%的原发感染发展成为活动性肺结核病，称为原发性肺结核，其胸部典型影像病变称为"原发综合征"。包括：①肺内任何部位初染的结核病灶；②支气管淋巴结结核；③初染病灶与淋巴结之间的淋巴管炎；④初染病灶周围胸膜炎症反应。原发综合征多见于儿童。

48. 为什么不是所有肺结核病患者痰中都能检出结核菌?

结核菌的常规检测方法为痰涂片染色镜检和培养。肺结核病患者痰中是否能检出结核菌主要与检测方法的敏感性、患者肺部病变的特点、痰标本的细菌数量及其质量等因素有关。就方法而言，涂片染色镜检和培养的敏感性较低，前者需患者每毫升痰液中含5000～10 000条结核分枝杆菌才能检测阳性，后者需患者每毫升痰液中含100条结核分枝杆菌才能检测阳性。就患者而言，空洞型肺结核病患者涂片镜检的敏感性较无空洞的肺结核病患者高2倍；患者留取痰标本较为规范、痰液中的结核分枝杆菌含量较高，才易检出结核分枝杆菌。因此，并不是所有肺结核病患者痰中均能检出结核菌。

49. 结核菌普通培养原理是什么?

结核菌在氧浓度为40%～50%、二氧化碳（CO_2）浓度为5%～10%、温度为36℃±5℃、pH值为6.8～7.2的条件下生长旺盛。因此，必须制备特殊培养基才能保证结核菌生长。常用的培养基有罗氏（Lowenstein-Jensen）固体培养基。结核分枝杆菌细胞壁的脂质含量较高，影响营养物质的吸收，故生长缓慢，每分裂1代需时18～24小时。一般2～4周可见菌落生长。根据培养基斜面菌落的生长情况判定并报告结果，培养8周未见菌落生长时报告培养阴性，所以结核菌普通培养需耗时近2个月。

50. 结核菌快速培养原理是什么?

结核菌快速培养的原理是通过检测其代谢产物而检出结核菌。这种方法一般1～2周就可出结果。目前常用方法为：①BACTEC检测系统：以C14-棕榈酸作为生长指示剂，检测分枝杆菌生长中所产生的14-CO_2的含量，并用生长指数（GI）表示；②分枝杆菌生长指示系统（MGIT）：采用在有氧条件下发生荧光淬灭的指示剂，当液体培养基中分枝杆菌生长代谢逐渐消耗氧时，培养基的氧化还原电势降低，通过紫外线透射仪可观察到指示剂发出荧光在气液面及试管底部呈

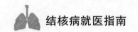

橙色；③MB/BacT 系统：是一种液体培养基系统，可以通过肉眼观察到细菌生长，且无放射性污染，但不能用于分枝杆菌的菌种鉴定。

51. 哪些检查可以快速发现结核菌？

结核菌的检测方法包括涂片染色镜检、培养和分子生物学检测。涂片染色镜检可在数日内完成检测，但阳性结果无法区分结核菌和其他抗酸菌（非结核分枝杆菌等），且活动性肺结核病患者涂片染色镜检的阳性率仅约30%左右。快速培养是通过检测结核分枝杆菌的代谢产物而获得阳性结果。平均阳性报告时间为10天左右，阴性报告时间较传统分离培养方法至少缩短2周。敏感性较涂片染色镜检高约20%以上。聚合酶链反应技术（PCR）是应用体外基因 DNA 扩增方法检测结核分枝杆菌。其灵敏度较高，不仅可检出标本中很少的结核分枝杆菌，还可以检出试管内不易生长的结核菌，但其无法区分死菌与活菌，也会出现假阳性和假阴性结果，需结合临床情况判断。

52. 哪些检查可以快速发现耐药结核菌？

药物敏感试验是发现耐药结核菌的常规检测方法，但传统方法需要经培养获取结核菌菌株后才能检测其对药物的敏感性，耗时近3个月。目前，常用的结核分枝杆菌耐药性快速检测的方法包括显微镜药敏试验、以培养为基础的快速检测（如 Bectec 系列）、分子生物学检测等。其中，较为快速的方法为分子生物学检测，此方法基于结核分枝杆菌基因突变与耐药性的关系，采用基因芯片技术、线性探针技术、实时荧光定量核酸扩增技术等对结核分枝杆菌的耐药基因进行检测，可在数小时至十余小时内获得异烟肼和/或利福平耐药信息，使患者得到早期诊断和治疗。

53. 为什么肺结核病患者胸片检查要照正侧位？

胸片是肺结核诊断的重要方法。正位胸片是胸部 X 线检查中最基本和最常用的方法之一，有助于显示肺结核病变的特点（斑片、结节、索条、空洞等）、病变的部位、病变的范围等。胸部侧位片代表胸部正常组织结构的矢状面投射图像，构成两维图像，更好地显示胸部的立体组织结构。不仅可以观察器官、病变的立体结构，而且可以发现正位胸片不能显示的隐蔽部位病变，如：内基底段、后基底段的病变。所以肺结核病患者应行正、侧位胸片检查。

54. 目前常用的肺结核影像检查方法有哪些？

目前，常用的肺结核影像检查主要为胸部 X 线检查和电子计算机体层摄影

（CT）。前者包括 X 线胸片、电子计算机 X 线摄影（CR）和数字 X 线摄影（DR）。其中，X 线胸片是常用而价廉的方法，多用于患者筛查。CR 和 DR 片信息量大、层次丰富、图像清晰，可清楚显示病灶的内部结构，发现普通胸片不能显示的病变等，已广泛用于临床。CT 可以清晰地显示人体横断面影像，无影像重叠；显示密度差异较小的组织结构和病变，精确地测量组织及病变的密度值从而确定组织结构和病变的性质。因此，在结核病诊断中，CT 有利于发现胸部隐蔽区的病变，显示各型肺结核的病变特点，准确显示肺门和纵隔淋巴结，显示结核性支气管狭窄和扩张等，用于结核病的诊断和鉴别诊断。

55. 为什么有些肺结核病患者要做增强 CT 检查？

增强 CT 是经患者静脉注射一定剂量的含碘造影剂后进行 CT 扫描，观察各种血管显像的情况，以提高影像诊断的准确率。普通 CT（或称 CT 平扫）虽然能够发现肺部、胸腔内淋巴结等部位的可疑结核病变，但难以与其他类似影像的疾病、特别是恶性病变相鉴别，也不能反映病变部位血液供应的情况。注射造影剂后，病变部位可显示异常的强化现象，从而早期发现 CT 平扫不能或不易发现的病变，根据 CT 值的改变鉴别良、恶性病变。恶性病变增强后强化明显，CT 值明显增高，而良性病变增强后强化不明显，CT 值增高的幅度较小。此外，典型的纵隔、肺门淋巴结结核还可呈现环形强化的特点。因此，增强 CT 在肺结核与肺部恶性病变的鉴别诊断中具有重要作用。

56. 肺结核需要和哪些常见疾病鉴别？

肺结核主要包括原发性肺结核、血行播散型肺结核和继发性肺结核。其中，原发性肺结核主要与肺部感染、肺癌、淋巴瘤、尘肺、结节病等相鉴别。继发性肺结核主要与肺部感染、肺癌、尘肺、良性肿瘤等相鉴别。血行播散型肺结核主要与肺部感染、伤寒、细支气管肺泡癌、结节病、肺转移癌、尘肺、热带嗜酸性粒细胞增多症、结缔组织病、肺含铁血黄素沉着症等相鉴别。

57. 胸腔积液检查中腺苷脱氨酶（ADA）有何意义？

腺苷脱氨酶（ADA）是嘌呤核苷代谢中重要的酶类，广泛分布于人体各组织中，以胸腺、脾和其他淋巴组织中含量最高，催化腺嘌呤核苷转变为次黄嘌呤核苷。以胸腔积液 >45 U/L 作为临界值，诊断结核性胸腔积液的敏感度为 100%，特异度为 98.6%。此外，98% 的结核性胸膜炎患者胸腔积液与血清的 ADA 比值 >1。因此，胸腔积液 ADA >45 U/L、胸腔积液与血清的 ADA 比值 >1 是结核性胸膜炎的常用辅助诊断指标。

58. 胸腔积液检查癌胚抗原（CEA）有何意义？

癌胚抗原（CEA）是大肠癌组织产生的一种糖蛋白。作为一个广谱性肿瘤标志物，有助于对肠癌、乳腺癌和肺癌等肿瘤的诊断、疗效监测和预后。当肺癌胸膜转移出现胸腔积液时，肿瘤细胞增殖、破坏、释放 CEA，导致胸腔积液 CEA 含量增高。CEA 诊断癌性胸腔积液的敏感性为 91%，特异性为 92%。因此，胸腔积液 CEA 的测定主要用于良性和恶性胸腔积液的鉴别诊断，癌性胸腔积液的 CEA > 10 μg/L，胸腔积液 CEA/血清 CEA > 1，结核性胸腔积液与之相反。

59. 胸腔积液检查血管紧张素转化酶（ACE）有何意义？

血管紧张素转化酶（ACE）是一种外肽酶，主要功能为催化血管紧张素 I 转化为血管紧张素 II 和使缓激肽失活。结节病时血清 ACE 增高。有文献报道结节病合并胸腔积液时，血清和胸腔积液的 ACE 均增高。因此，胸腔积液 ACE 的检查有助于鉴别结核性胸膜炎和结节病合并胸腔积液。

60. 胸腔积液检查溶菌酶（LZM）有何意义？

溶菌酶（LZM）又称胞壁质酶或 N-乙酰胞壁质聚糖水解酶，是一种能水解病原菌黏多糖的碱性酶。胸腔积液 LZM 的检测用于结核性胸膜炎与恶性胸腔积液的鉴别诊断。一般情况下，胸腔积液 LZM 水平 > 30 μg/ml、胸腔积液 LZM/血清 LZM > 1 常提示结核性胸膜炎，而胸腔积液 LZM 水平 < 30 μg/ml、胸腔积液 LZM/血清 LZM < 1 则提示为恶性胸腔积液。

61. 胸腔积液检查乳酸脱氢酶（LDH）有何意义？

乳酸脱氢酶（LDH）是一种糖酵解酶，催化乳酸脱氢生成丙酮酸。LDH 存在于机体所有组织细胞的胞质内，以肾脏含量较高。胸腔积液 LDH 检测主要用于胸腔（包括胸腔积液）渗出液和漏出液的鉴别，即：胸腔积液 LDH/血清 LDH > 0.6，为渗出液，反之，则为漏出液。结核性胸腔积液均为渗出液，其胸腔积液 LDH/血清 LDH > 0.6。此外，化脓性胸膜炎、恶性胸腔积液 LDH 异常增高，因此，胸腔积液 LDH 的检测也有助于鉴别良、恶性胸腔积液。

62. 如何鉴别胸腔积液的良、恶性？（表1）

表1 良性和恶性胸腔积液的鉴别要点

	指标	良性胸腔积液	恶性胸腔积液
临床表现	起病	多急性	多缓慢
	发热	多见	少见
	胸痛	间歇、轻	持续、较重
	病情进展	缓慢	快
胸腔积液常规	颜色	黄色、草绿色多见	血性多见
	pH	<7.4	>7.4
	细胞分类	单核或杆状核多见	红细胞多见
胸腔积液生化等	ADA	>45 U/L	<45 U/L
	胸腔积液/血清 ADA	>1	<1
	CEA	<10 μg/L	>10 μg/L
	胸腔积液/血清 CEA	<1	>1
	ACE	>25 μg/ml	<25 μg/ml
	胸腔积液/血清 ACE	>1	<1
	胸腔积液/血清 LDH	<1	>1
	透明质酸酶	<0.8 ng/ml	>0.8 ng/ml
	溶菌酶	>30 μg/ml	<10 μg/ml
其他	病原学	结核分枝杆菌	癌细胞
	γ-干扰素释放试验	阳性	可能阴性
	血肿瘤标记物	可阴性	可阳性

63. 结核性胸膜炎患者抽取胸腔积液量为什么不能一次太多？

胸腔穿刺抽液是常用、简易的诊断和治疗方法。首次抽取胸腔积液一般为600～800 ml，以后每次抽液多<1200 ml。抽液速度过快或抽液量过大可导致复张性肺水肿。胸腔积液造成患侧肺不张或肺膨胀不全，抽取胸腔积液可使萎陷肺得以复张。患侧肺在短时间内（数分钟至数小时内）复张，可导致急性间质性肺水肿，称为复张性肺水肿，病死率为20%左右。其确切的发病机制还不十分

清楚，主要诱因可能为肺萎陷的程度、肺复张速度、胸腔引流（排气、排液）速度过快、一次抽液量太大、应用负压吸引等。年龄也可能是复张性肺水肿的诱因之一。因此，结核性胸膜炎患者抽取胸腔积液量一次不能过多。

64. 结核性胸膜炎患者胸腔穿刺有何危险性？

胸膜腔穿刺术（简称胸穿）是指通过胸腔穿刺抽取积液或气体对胸腔积液或气胸的患者进行诊断和治疗的一种技术。此操作的危险性包括局麻药过敏、穿刺过程中出现气胸、复张性肺水肿、胸膜反应、出血所致血胸、胸腔内感染、穿刺部位过低导致膈肌和肝脏等脏器损伤等。

65. 什么是结核性胸膜炎的胸腔内给药？

采用胸腔穿刺术将某种药物注入患者胸腔称为胸腔内给药。结核性胸膜炎患者常用的胸腔给药的药物为：①抗结核药物：如异烟肼、利福平、阿米卡星等，主要用于结核性脓胸的局部治疗；②抗生素：如甲硝唑等，主要用于结核性脓胸合并厌氧菌感染的局部治疗；③其他：如碳酸氢钠胸腔冲洗，主要用于结核性脓胸合并感染的治疗；尿激酶注入，主要用于分房的胸腔积液的治疗。

66. 有胸腔积液一定就是结核病吗？

正常人胸膜腔内有 3 ~ 15 ml 液体，在呼吸运动时起润滑作用。胸膜腔内每24 小时有 500 ~ 1000 ml 的液体形成并经毛细血管的静脉端和淋巴系统再吸收至血液。若由于全身或局部病变破坏了此种动态平衡，致使胸膜腔内液体形成过快或吸收过缓，就会产生胸腔积液。通常将胸腔积液分为漏出液和渗出液，前者与胸膜毛细血管内静水压增高和胸膜毛细血管内胶体渗透压降低有关，常见于心功能不全、低蛋白血症、肝硬化等。后者与胸膜毛细血管通透性增加、壁层胸膜淋巴引流障碍和损伤所致胸腔内出血等有关，常见于感染、肿瘤、外伤等。因此，结核性胸膜炎以胸腔积液为主要特征，但出现胸腔积液并不意味着都是结核病。

67. 结核性胸膜炎有时为什么难于确诊？

结核性胸膜炎是结核菌引起的胸膜腔的感染性疾病，胸腔积液中检出结核分枝杆菌是本病诊断的金标准。但是，胸腔积液的抗酸染色涂片与结核菌培养的阳性率分别约为 4% 和 25%，其他辅助检查的敏感性也较低，如胸腔积液结核菌PCR、结核抗体、ADA 增高的阳性率约为 50% 左右。因此，结核性胸膜炎的确诊很困难，有时需要胸膜穿刺活检、排除引起胸腔积液的相关疾病后才能获得诊断。有时甚至不得不通过诊断性抗结核治疗来帮助诊断。

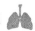

68. 什么情况下需要进行胸膜活检?

当患者出现胸腔积液和胸膜病变,常采用胸腔积液的常规检查方法(包括积液的常规、生化、病原学、细胞学、分子生物学等)、血液、痰液和影像学等方法进行诊断和鉴别诊断。当这些方法无法确诊胸腔积液和胸膜病变的病因时,需要做胸膜活检。

69. 胸膜活检为什么有时不能一次成功?

胸膜活检的方法较多,包括胸腔镜、CT 或超声定位下穿刺活检以及胸腔穿刺抽取胸腔积液时的胸膜穿刺活检。胸膜活检对于疑难胸膜疾病和胸膜腔疾病的诊断具有很重要的作用,但可能会由于盲穿(如胸腔穿刺抽取胸腔积液时的胸膜穿刺活检)、胸膜较薄(病变早期)、穿刺物较少、胸膜穿刺针头为其他组织堵塞等原因,未能取到病变组织或未能取到合格、足量的病变组织,导致胸膜穿刺失败。

70. 内科胸腔镜检查的目的是什么?

内科胸腔镜是指可弯曲的电视胸腔镜,其在直视下对胸膜腔进行观察,穿刺胸膜壁层和/或脏层获取组织标本进行病理检查,获取胸腔积液标本进行相关检查,目的在于对其他无创方法无法确诊的胸腔积液和胸膜病变进行诊断和鉴别诊断,如结核性胸膜炎、胸膜结核、胸膜肿瘤、恶性肿瘤胸膜转移、结节病等。

71. 内科胸腔镜检查存在哪些风险?

作为有创性检查,内科胸腔镜检查的风险主要是麻醉意外、出血、胸腔感染、胸腔积气、发热、皮下气肿、心律失常、高血压、肿瘤种植等。

72. 哪些患者需要做腰椎穿刺检查?

疑及脑和脊髓炎症性病变(如结核性脑膜炎)、脑和脊髓血管性病变(如脑出血)、阻塞性和非阻塞性脊髓病变(如脊髓肿瘤)、不明原因颅内高压的患者均需做腰椎穿刺检查。

73. 做腰穿检查对人体损害很大吗?

作为有创性检查,腰穿可能引起的并发症包括脑疝、局部或牵涉痛、头痛、出血、感染、蛛网膜下表皮囊肿和脑脊液漏。但有些并发症的发生率较低。有些并发症可以预先干预,如可疑高颅压患者会在静脉点滴降颅压药物后再做腰穿,以避免脑疝的发生。因此，在严格掌握适应证、规范操作等情况下，腰穿对人体的损害不大。

74. 结核性脑膜炎患者为什么要做脑部 CT 增强扫描？

结核性脑膜炎患者做脑部 CT 增强扫描可以发现 CT 平扫所不能显示的病变。注射造影剂后，可显示脑池渗出性病变的部位和程度；显示脑实质炎性病变的部位和性质，特别是粟粒结节病变；显示结核球的部位、特征等。

75. 24 小时尿集菌检查时如何收集尿标本？

嘱患者收集 24 小时尿液于一个容量足够的有盖容器中。送检标本时，弃去容器上部的尿液，留取容器底部尿液沉渣 50 ~ 100 ml 放入密闭容器送检。

76. 诊断肺结核时为什么要留三次痰标本？

痰涂片镜检是肺结核诊断的常用方法，但此种方法的阳性率较低。有文献报道收集多份痰标本可提高涂片阳性率。如仅收集一份痰标本的涂片镜检阳性率为 80% 左右，再增加一份痰标本阳性率可再提高 10% ~ 20%，若收集第三份痰标本则阳性率还可提高 1% ~ 5%。

77. 骨关节结核的常见部位有哪些？

骨关节结核好发于负重大、活动多和易劳损的部位，如脊柱、髋关节、膝关节等。

78. 什么叫寒性脓肿？

寒性脓肿也称"冷脓肿"，是与"热脓肿"相对而言。"热脓肿"局部皮肤发红，触之皮肤发热；而结核菌感染造成的脓肿常没有红、热等现象，故称"冷脓肿"。寒性脓肿是脊柱结核的常见并发症，脓肿中除了稀薄的脓汁外，还含有大量的干酪样物质、肉芽组织、死骨和坏死椎间盘组织。当其脓液量过多、脓肿过大时，脓液可沿软组织间隙蔓延到远离病灶的其他部位。

79. 哪些患者需要诊断性抗结核治疗？

一些患者在进行大量检查后仍不能确诊结核病。这时可考虑诊断性抗结核治疗，即对患者抗结核治疗一段时间（至少 1 个月），通过治疗效果来反证结核病诊断是否正确。需要强调的是，诊断性治疗一定要经专家会诊后确定。

80. 诊断性抗结核治疗方案如何制定?

根据患者的年龄、肝肾功能、血常规等,选择一线抗结核药物制定化疗方案。常采用标准化治疗方案,即异烟肼、利福平、吡嗪酰胺和乙胺丁醇。阶段性抗结核治疗的疗程一般为 2 ~ 3 个月。如果复查患者胸片或 CT,病变有吸收,则继续按照标准化治疗方案继续治疗。否则停止治疗。

81. 如何诊断非结核分枝杆菌肺病?

非结核分枝杆菌(NTM)病是由分枝杆菌属内除结核分枝杆菌复合群和麻风分枝杆菌以外的其他分枝杆菌所引起的感染性疾病。常规检测方法是在标本分离培养的基础上做菌型鉴定而获得诊断。当患者具有呼吸系统症状和/或全身症状,经胸部影像学检查发现有空洞性阴影、多灶性支气管扩张及多发性小结节病变等,已排除其他疾病,在确保标本无外源性污染的前提下,符合以下条件之一者可做出 NTM 肺病的诊断:①痰 NTM 培养 2 次均为同一致病菌;②支气管肺泡灌洗液中 NTM 培养阳性 1 次,阳性度为 + +以上;③支气管肺泡灌洗液中 NTM 培养阳性 1 次,抗酸杆菌涂片阳性度为 + +以上;④经支气管镜或其他途径的肺活组织检查,发现分枝杆菌病的组织病理学特征性改变(肉芽肿性炎症或抗酸染色阳性),并且 NTM 培养阳性;⑤肺活组织检查发现分枝杆菌病的组织病理学特征性改变(肉芽肿性炎症或抗酸染色阳性),并且痰标本和/或 BALF 中 NTM 培养阳性≥1 次。

第三部分 结核病治疗

1. 结核病患者有哪些治疗方法?

结核病的治疗主要包括以下几种方法:化学治疗、外科治疗、免疫治疗、局部治疗及中医中药治疗等方法。其中合理的化学治疗是消除传染性、阻断传播和治愈患者的关键措施。

2. 结核病可以治愈吗?

只要坚持正规治疗,绝大多数结核病患者是可以治愈的。一般肺结核病患者彻底治愈时间需要服药 6 ~ 8 个月,而且中途不能漏服和间断服药。如果私自停药或间断服药,不但极易复发,还有可能产生耐药性。耐药结核病患者治疗时间更长(18 ~ 24 个月)、治疗费用更大,治愈率大约 50%。

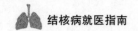

3. 抗结核治疗的基本原则是什么？

五大原则：①早期：一旦确诊立即用药；②联用：联合应用 2 种以上抗结核药物以保证疗效和防止产生耐药性产生，减少毒副作用；③适量；④规律：切忌遗漏和中断；⑤全程：一般均需服药 6 个月以上方可停药。

4. 常用的抗结核药物有哪些？

世界卫生组织把抗结核药物分为五组：

第一组：一线口服抗结核药物：异烟肼、利福平、乙胺丁醇、吡嗪酰胺、利福布丁。

第二组：注射用抗结核药物：卡那霉素、阿米卡星、卷曲霉素、链霉素。

第三组：氟喹诺酮类药物：莫西沙星、左氧氟沙星、氧氟沙星。

第四组：口服抑菌二线抗结核药物：乙硫异烟胺、丙硫异烟胺、环丝氨酸、特立齐酮、对氨基水杨酸。

第五组：疗效不确切的抗结核药物：氯法齐明、利奈唑胺、阿莫西林克拉维酸钾、氨硫脲、亚胺培南西司他丁、大剂量异烟肼、克拉霉素。

5. 什么是一线抗结核药物？

一线抗结核药物包括异烟肼、链霉素、利福平、乙胺丁醇、吡嗪酰胺。这些药物疗效好而副作用少，是治疗初治结核病的首选用药，所以被称为一线药物。

6. 什么是二线抗结核药物？

除一线抗结核药物外的其他抗结核药物均为二线抗结核药物。二线抗结核药物主要为抑菌药，副作用较大，目前主要用于复治及耐药结核病的治疗，常用的有丙硫异烟胺、左氧氟沙星、阿米卡星、卡那霉素、卷曲霉素、对氨基水杨酸钠等。

7. 什么是抗结核治疗"强化期"？

结核病患者治疗初期，一般以 3～4 种药物联用 8～12 周，以期达到尽快杀灭各种菌群保障治疗成功的目的。这段时间称为抗结核治疗"强化期"。

8. 什么是抗结核治疗"继续期"？

抗结核治疗强化期后，2～3 种药物联用继续治疗，其目的是巩固强化期取得的疗效，继续杀灭残余菌群。这一时期为抗结核治疗"继续期"。

9. 常用抗结核药物都有哪些常见不良反应?

（1）全身反应：抗结核药物的全身反应多为过敏反应，主要表现为皮肤瘙痒、皮疹、发热、血管神经性水肿、哮喘、过敏性休克等。

（2）消化系统反应：主要表现有胃脘部不适、食欲缺乏、恶心、呕吐、腹泻等。

（3）血液系统：其不良反应以骨髓抑制最为多见，表现为白细胞、血小板降低。引起的药物为利福平、异烟肼、对氨基水杨酸钠、喹诺酮类药物等。利福平尚可引起急性溶血性贫血。

（4）肾功能损害：表现为蛋白尿，极少数发生急性肾功能不全，最常见为氨基糖苷类，其次为利福平、乙胺丁醇引起的间质性肾炎。

（5）骨骼、肌肉系统：吡嗪酰胺可引起全身大关节的疼痛，尤以膝关节疼痛最为常见，乙胺丁醇引起关节疼痛偶见。喹诺酮类药物引起的不良反应主要表现为肌肉酸痛、肌腱疼痛，甚至断裂，另喹诺酮类药物可影响骨骼形成，故儿童、孕妇禁用。

（6）神经、精神系统：异烟肼、丙硫异烟胺可引起兴奋、失眠、嗜睡、抑郁、躁狂等精神系统不良反应，严重者可导致精神分裂症。氟喹诺酮可引起失眠、头痛，并可诱发癫痫。利福平可引起嗜睡、头痛、眩晕等症状。环丝氨酸亦可引起神经精神症状，主要表现为头疼、眩晕、嗜睡、行为异常、抽搐等。乙胺丁醇亦可引起幻觉、不安、失眠等精神症状，但较为少见。异烟肼和乙胺丁醇还可引起末梢神经炎，主要表现为肌肉痉挛、四肢感觉异常、视神经炎、视神经萎缩等。

（7）内分泌系统：异烟肼可引起性欲降低、男性乳房发育等内分泌失调。对氨基水杨酸钠可引起甲状腺功能减退、甲状腺代偿性肥大、血糖降低等内分泌改变。丙硫异烟胺亦可引起男性乳房发育、甲状腺增生、月经紊乱、阳痿等内分泌失调。

（8）其他：氨基糖苷类及卷曲霉素可引起听神经的损害，严重者可出现永久性耳聋。卷曲霉素长期应用可致电解质紊乱，其中以低血钾常见。

10. 抗结核药物的给药方式有哪些?

抗结核药物的给药方式主要有三种类型：①全程每日用药；②强化期每日用药，继续期间歇用药；③全程间歇用药。

11. 初治肺结核病患者的治疗方案及时间是什么?

初治患者强化期使用异烟肼、利福平、吡嗪酰胺、乙胺丁醇治疗 2 个月，继以异烟肼和利福平治疗 4 个月，总疗程 6 个月。这样的化疗方案可治愈 90% 以上的初治结核病患者。

12. 复治肺结核的治疗方案与时间是什么？

初治患者强化期使用异烟肼、利福平、吡嗪酰胺、乙胺丁醇、链霉素治疗 2 个月，继以异烟肼、利福平和乙胺丁醇治疗 6 个月，总疗程 8 个月。因故不能使用链霉素或使用链霉素方案治疗至第 2 个月末痰菌仍为阳性的患者，可延长 1 个月强化期，继续期治疗方案不变。

13. 肺结核病患者治疗中应注意什么？

（1）定期痰检：通过痰检，可以观察结核菌是否转阴或减少，是考核化疗效果的重要指标，可以评估所采用的化疗方案是否合理，治疗是否有效。无效者则分析其原因或更改治疗方案。普通患者治疗第 2、5 个月以及治疗结束应至少查痰一次；耐药结核病患者查痰强化期每月一次，继续期隔月一次。

（2）定期检查肝、肾功能：几乎所有的抗结核药物都有毒副作用，尤其肝、肾功能损害最为常见。所以在治疗中应每月检查一次肝、肾功能及血尿常规。如出现损害，应及时给予相应的处理和调整用药。必要时应增加检查次数。

（3）定期 X 线检查：为了了解治疗后病灶吸收情况，应 1~3 个月做一次 X 线检查。必要时行胸部 CT 检查。

（4）患者抗结核治疗中出现副反应不要擅自中断治疗，应及时到结核病专科医院诊治。

14. 不规律抗结核治疗有哪些危害？

不规律抗结核治疗可以诱发耐药结核病出现，是导致治疗失败、复发等重要因素。因此，治疗过程中应规律服药。

15. 耐多药肺结核病患者的治疗方案制定原则是什么？

（1）患者的治疗方案应建立在患者既往用药的基础上，即根据以往用药情况选择治疗药物。

（2）根据患者药敏试验结果和既往用药史确定治疗方案。

（3）治疗方案至少包括 4 种可能有效的抗结核药物，方案应包括吡嗪酰胺、一种氟喹诺酮类药物、一种注射剂。可以使用乙胺丁醇及第 5 组药物，但不能作为核心药物。

（4）服用药物的剂量应根据患者的体重而定。

（5）强化期疗程至少 8 个月，总疗程至少 20 个月。

（6）治疗过程中需及时处理药物的不良反应，减少治疗中断的危险性，并预防严重药物不良反应的发生。

（7）早期诊断和及时治疗是治疗成功的关键。

16. 如何判断肺结核病患者治疗效果？

判断肺结核病患者治疗效果的主要指标是痰菌结果，其次是胸部影像改变和临床表现。

（1）结核菌检查结果：①治愈：涂阳肺结核病患者完成规定的疗程，连续 2 次涂片结果阴性，其中 1 次是治疗末的涂片；②完成疗程：涂阴肺结核病患者完成规定的疗程，疗程末痰涂片检查结果阴性或未痰检者；涂阳肺结核病患者完成规定的疗程，最近一次痰检结果阴性，完成疗程时无痰检结果；③失败：涂阳肺结核病患者治疗至第 5 个月末或疗程结束时痰涂片检查阳性的患者；涂阴肺结核病患者治疗中转为涂阳肺结核病患者；④丢失：肺结核病患者在治疗过程中中断治疗超过 2 个月，或由结防机构转出后，虽经医生努力追访，2 个月内仍无信息或已在其他地区重新登记治疗。

（2）影像结果

1）病变改变情况（胸部 X 线变化）

明显吸收：病变吸收 1/2 以上。

吸收：病变吸收 1/3 以上，不足 1/2。

无改变：包括病变吸收不足 1/3。

恶化：病变增大或出现新病变。

2）空洞改变情况

闭合：包括瘢痕愈合和阻塞愈合，或空洞消失。

缩小：空洞平均直径缩小 1/2 及以上。

无改变：包括空洞平均直径缩小不足 1/2。

增大：空洞比原来增大。

17. 抗结核治疗多长时间患者传染性会减少或消失？

排菌肺结核病患者是结核病的传染源。这些传染源在没有进行抗结核药物治疗前，传染性最强。对药物敏感的传染源经正规抗结核治疗 2 周后，痰中细菌数量可减少 80%～90%，传染性明显减低；治疗 1 个月后大部分患者痰菌会消失。

18. 如何判断耐多药肺结核病患者的治疗效果？

（1）治愈：患者完成了疗程，在治疗的后 12 个月，至少 5 次痰培养阴性，

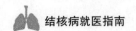

每次间隔 30 天。如果仅有 1 次阳性，而且不伴有临床症状的加重，而这次阳性结果之后至少连续 3 次的培养阴性的结果，每次间隔 30 天，仍被认为治愈。

（2）完成疗程：患者完成了疗程，但由于缺乏细菌学检查结果（即在治疗的最后 12 个月做培养的次数低于 5 次），不符合治愈标准。

（3）失败：如果在治疗的最后 12 个月的 5 次培养中有 2 次或 2 次以上阳性，或者在最后的 3 次培养中有任何 1 次阳性，即为治疗失败。

19. 哪些肺结核病患者需要进行外科手术治疗？

（1）充分抗结核治疗后空洞未能闭合。
（2）抗结核治疗无效的大咯血。
（3）一侧肺损毁。
（4）合并支气管扩张，反复咯血或感染。
（5）肺不张伴有反复感染。
（6）支气管结核引起瘢痕狭窄。
（7）治疗后疗效欠佳的耐多药结核病，病灶较局限。
（8）充分抗结核治疗后疗效欠佳或疑似恶性肿瘤。

20. 结核病患者术后还需继续服用抗结核药物吗？

结核病患者术后仍需继续维持手术前所用抗结核药物治疗，何时停药视病变部位、是否耐药等具体情况而定，一般术后至少用药 6 ~ 12 个月。过早停药会导致病变复发或残留病灶恶化。

21. 肺结核合并咯血患者的治疗原则是什么？

咯血是肺结核常见的急性并发症，肺结核病患者一旦出现咯血，不管咯血量多少均应引起重视，及时就诊。①患者要消除紧张恐惧心理，平静呼吸并随时将血咯出，剧烈咳嗽、过度紧张时可适当使用止咳及镇静剂；②咯血患者需卧床休息，出血部位明确者取患侧卧位，不明确者取平卧位，头偏向一侧，咯血部位可予冰袋冷敷；③咯血期间进食易消化的温凉饮食，保持大便通畅，避免用力过度诱发咯血；④据患者病情不同，可予适当应用止血药物；⑤对药物治疗无效，反复咯血，无禁忌证者可考虑行支气管动脉栓塞术；⑥对保守治疗无效，咯血量大者，可考虑外科手术治疗。

22. 结核性脑膜炎的患者为什么要做腰椎穿刺？

结核性脑膜炎患者进行腰穿目的：①明确结核性脑膜炎的诊断；②了解颅内

压力情况；③判断治疗效果；④明确有无局部给予抗结核药物（鞘内注射）的指征。

23. 结核性脑膜炎的患者通过腰椎穿刺可注射哪些抗结核药物？

经常规治疗效果不佳的少数结核性脑膜炎患者可在全身抗结核治疗的基础上通过腰穿选用鞘内给药，对提高晚期重症结核性脑膜炎患者的疗效和防止蛛网膜下隙粘连、梗阻等具有作用。常用的鞘内注射的药物为地塞米松（成人 3～5 ml/次），异烟肼（成人 50～100 ml/次），每周 2～3 次。

24. 哪些结核病患者需要应用激素治疗？

以下结核病患者可考虑激素治疗：①血行播散性肺结核和干酪性肺炎；②结核性脑膜炎；③结核性浆膜炎：结核性胸膜炎（不作为常规使用）、腹膜炎、心包炎等。

需注意的是，结核病患者必须在强力、有效抗结核治疗的基础上合并应用激素（肾上腺皮质激素），目的是尽快缓解全身结核中毒症状，促进炎症的消失和吸收，防止纤维组织增生和粘连等。对渗出性病变疗效最高，因此急性期越早应用越好。

25. 结核病患者激素治疗的主要药物和剂量是什么？

成人一般口服泼尼松 30～40 mg/d，对重症患者可采用静脉给药氢化可的松 200 mg/d（或地塞米松 10 mg/d），情况好转后改为泼尼松。首次减量在用激素 3～5 周，总疗程 8～12 周左右。使用激素过程中应密切观察其副作用和并发症。

26. 妊娠合并结核病如何治疗？

妊娠合并结核病的治疗应综合分析妊娠阶段、病情严重程度等因素基础上决定抗结核治疗方案及是否终止妊娠。如果妊娠前 3 个月发现结核病，要评估患者能否坚持在妊娠 3 个月以后开始抗结核治疗。此期对胎儿的影响较妊娠 3 个月以内相对安全。药物的选择，可选属 FDA 分类等级 B 和 C 类一线抗结核药物：异烟肼、乙胺丁醇、利福平及吡嗪酰胺。为减少孕妇和胎儿的药物不良反应也可选乙胺丁醇、异烟肼、吡嗪酰胺或乙胺丁醇、利福平和异烟肼。妊娠合并结核病的治疗疗程，因为受妊娠的影响，最好采取至少 1 年的化疗。

27. 妊娠合并结核病终止妊娠的指征是什么？

妊娠结核病有下述情况之一者，必须终止妊娠：

（1）重症活动性肺结核：如病变广泛、空洞形成、毁损肺、慢性纤维空洞型肺结核、耐多药结核病及难治病例。

（2）肺结核合并肺外结核需要长期治疗者：如结核性脑膜炎、结核性心包炎、肾结核、骨结核、结核性腹膜炎、淋巴结核等。

（3）肺结核合并反复咯血，慢性肺心病而致心肺功能不全者。

（4）肺结核伴心、肝、肾、高血压等慢性病，不能承受妊娠与分娩者。

（5）糖尿病肺结核，HIV 感染或艾滋病妇女的妊娠结核病。

（6）妊娠反应严重而治疗无效者。

妊娠 3 个月以内，做人工流产终止妊娠最为理想；妊娠后期终止妊娠，做子宫切开术或人工引产，感染与出血机会增多，应慎重考虑。

28. 结核性心包炎需要手术吗？

结核性心包炎的患者中约有 18% 演变为缩窄性心包炎。出现心包缩窄的结核性心包炎的患者有可能需行手术治疗缓解心包缩窄的症状，但需要在积极抗结核治疗的基础上，待结核病变稳定，体温、血沉正常时方可进行手术。术后仍需抗结核治疗 6~12 个月。

29. 哪些骨关节结核病患者需要手术治疗？

（1）有大量寒性脓肿和死骨形成者。

（2）非手术治疗无法改变的畸形以及预防畸形发生者。

（3）截瘫患者经抗结核药物治疗无效且进行性加重。

（4）改善或恢复患病关节的功能。

手术治疗前均需正规抗结核治疗，待全身结核中毒症状减轻后，病变稳定，择期行手术治疗。术后至少化疗 6~12 个月。

30. HIV 阳性合并结核病患者治疗应注意些什么？

（1）药物的选择：利福平通过加快肝细胞色素 P_{450} 通道使抗 HIV 的蛋白酶抑制剂的生物利用度减少而降低血药浓度，可导致抗病毒治疗失败及对抗病毒制剂产生获得性耐药。如需同时抗病毒治疗，可考虑用利福布丁代替利福平。

（2）疗程及用药方法：对于双重感染的肺结核病患者，仍首选短程化疗。强化期以每日给药为宜，巩固期可使用间歇疗法，并根据患者体重，决定用药量。

（3）药物毒副反应：双重感染的患者对抗结核药物的毒副反应尤其变态反应多于单纯结核病者，故宜谨慎使用，密切观察。

31. 为什么有些肺结核病患者在抗结核治疗期间会出现暂时恶化现象？

暂时恶化是由于抗结核治疗后结核杆菌被杀伤、大量抗原释放所致的一种机体免疫学反应。暂时恶化的表现为原病变的周围浸润，渗出性胸膜炎、脑膜炎及淋巴结肿大等。诊断结核病暂时性恶化时需注意与真正的疾病恶化相鉴别。临床表现、影像学分析、痰结核菌检查、药敏试验及紧密的动态观察等常有助于鉴别暂时恶化与真正恶化。

32. 结核性胸膜炎伴胸腔积液患者为什么要及时抽胸腔积液治疗？

抽胸腔积液治疗是在化学治疗的同时采用的一种辅助治疗方法。胸腔积液中的纤维蛋白沉积于胸膜，形成纤维素苔，从而造成胸膜增厚。要及早排除胸腔积液，以减轻大量胸腔积液引起的压迫症状、减少纤维素沉着。一般每周抽水 2 ~ 3 次，直到胸腔积液消失或抽不出为止。

33. 胸腔积液患者抽液后需注意什么？

（1）穿刺后休息半小时，观察血压等生命体征的变化情况。

（2）穿刺后如有剧烈咳嗽、呼吸困难、胸痛、心悸、恶心、呕吐等不适，应即刻就医，早期发现气胸及复张性肺水肿，及时处理。

（3）注意穿刺部位有无出血及感染征象。

（4）定期复查胸部 B 超，准确判断胸腔积液变化情况，积极处理。

34. 结核性胸膜炎伴胸腔积液患者胸腔积液吸收后是否需要继续抗结核治疗？

部分结核性胸膜炎患者认为胸腔积液吸收就是痊愈了，因而停止治疗。这种认识是错误的。只有按照正规化疗方案，完成全程治疗，才能达到真正治愈的目的，并且可以防止病变复发。

35. 肺结核合并糖尿病患者的治疗原则是什么？

糖尿病患者是结核病的易感者。糖尿病合并肺结核时，在积极控制糖尿病的同时，抗结核药物的应用原则与单纯肺结核一致，同时需考虑抗结核药物可能对糖尿病的急、慢性并发症的影响。如异烟肼可加重糖尿病性神经病变；链霉素、阿米卡星、卷曲霉素等有一定的肾毒性，对糖尿病肾病有不利影响；乙胺丁醇可加重糖尿病视神经病变；利福平可加速某些降糖药物的灭活等。糖尿病合并初治

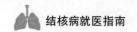

肺结核可采用含异烟肼、利福平的 3 药或 4 药方案，疗程一般 12 个月，必要时可适当延长，治疗结束后需定期随访。糖尿病并发复治结核病例，需选用敏感药物的联合方案，疗程据病情及痰菌变化而定；并发耐药及耐多药肺结核的治疗原则与耐药结核病相同，但更需注意对糖尿病并发症的影响。

36. 肺外结核病患者治疗原则是什么？

肺外结核的治疗原则应遵循结核病的化疗原则，即"早期、联合、规律、适量、全程"的十字方针。针对结核性胸膜炎、脑膜炎、支气管结核、淋巴结核等，还可采取穿刺、插管、冲洗、注药、雾化吸入、手术等治疗方法。

37. 肺外结核病患者治疗时间是多长？

肺外结核的治疗疗程较肺结核稍长，一般为 12～18 个月。

38. 哪些结核病患者需要住院治疗？

（1）存在较重合并症或并发症者。
（2）治疗过程中出现较重不良反应，需要住院进一步处理者。
（3）需要有创操作（如活检）或手术者。
（4）并发症诊断不明确，需要住院继续诊疗者。
（5）其他情况需要住院者。

39. 结核病患者抗结核治疗多久才能手术？

对于需要手术的结核病患者，术前的抗结核治疗非常重要。患者在接受外科手术前至少接受 3～6 个月以上的有效抗结核治疗（急诊手术除外）。

40. 结核病可以自愈吗？

结核病是一种慢性传染病，大多数结核病患者发病以后需要经过规范的抗结核治疗才可治愈。但是也有少部分患者不经过任何药物，结核病可自行稳定、愈合，这种情况是有的，但是往往需要一定的前提条件，比如身体的免疫功能比较强、结核菌的毒性弱、数量少等，在这些前提条件下，结核病有可能会自愈。

41. 如何从胸片判断肺结核的好转？

胸片显示以纤维钙化的硬结病灶为主，表现为索条、结节、斑点状阴影、病变密度较高、空洞闭合。如空洞仍然存在，则痰菌须连续阴性 1 年以上。

42. 结核性脑膜炎时哪些抗结核药物容易进入脑部病灶？

一般认为脑膜无损伤炎症的情况下，异烟肼、吡嗪酰胺、环丝氨酸、丙硫异烟胺、乙硫异烟胺可在脑脊液中达到有效的药物浓度，其中异烟肼在给药 1 小时后即可在脑脊液达峰值；在脑膜炎时利福平也可透过脑膜；链霉素、乙胺丁醇、对氨基水杨酸即使在脑膜炎时也很难达到有效的血浓度。

43. 为什么有些骨结核病患者的脓肿位置与病灶不一致？

椎旁脓肿积聚至一定数量后，压力增高，会穿破骨膜，沿着肌筋膜间隙向下方流动，在远离病灶的部位出现脓肿。如腰椎结核所致的椎旁脓肿穿破骨膜后，积聚在腰大肌鞘内，形成腰大肌脓肿。浅层腰大肌脓肿可以穿越腰筋膜到腰三角，成为腰三角脓肿。腰大肌脓肿还可沿腰大肌流窜至股骨小转子处，成为腹股沟处深部脓肿。它还能绕过股骨上端的后方，出现在大腿外侧，甚至沿阔筋膜下流至膝上部位。

44. 非结核分枝杆菌病的治疗和肺结核一样吗？

非结核分枝杆菌病的治疗和肺结核的治疗不同，因非结核分枝杆菌对大多数抗结核药物的敏感性均较差。

非结核分枝杆菌病的治疗原则：

（1）由于非结核分枝杆菌的耐药模式可因菌种不同而有所差异，所以治疗前进行药物敏感试验十分重要。

（2）尽管目前难以确定药敏试验结果与临床效果的相关性，但制定非结核分枝杆菌病的治疗方案时，仍应尽可能根据药敏试验结果和用药史，选择 5 ~ 6 种药物联合治疗，强化期 6 ~ 12 个月，继续期 12 ~ 18 个月，在非结核分枝杆菌培养结果阴转后继续治疗 12 个月。

（3）不同非结核分枝杆菌病的用药种类和疗程可有所不同。

（4）不建议对疑似非结核分枝杆菌病患者进行试验性治疗。

（5）对非结核分枝杆菌病患者应谨慎采用外科手术治疗。

45. 老年肺结核保肝治疗时需要注意什么？

（1）保肝治疗：在抗结核治疗过程中，应注意添加保肝药，减少药物性肝损害。

（2）用药剂量：因老年人体内含水量减少，药物在体内代谢减慢，并且老年人对药物耐受性低，容易出现药物不良反应，故在使用剂量上应比中青年人的

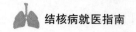

剂量略低。

（3）疗程：因老年患者用药剂量偏低，肺内病变广泛，修复能力慢等特点不适宜短程化疗，多采用1年或以上的长程化疗，才能达到满意的治疗效果。

（4）药物不良反应的干预：在抗结核治疗期间，肝肾功能或血液系统等如出现不良反应，即使较轻也要及早干预，防止严重不良反应发生。待不良反应缓解后，再逐渐调整患者能接受的安全的药物。

46. 结核病患者合并肾脏疾病时哪些抗结核药物使用需慎重？

肾脏是药物排泄的主要途径，结核病患者合并肾脏疾病时药物代谢与排泄进程缓慢，药物半衰期延长，加重毒性反应和肾脏损害。该类患者需要慎重使用的抗结核药物主要有：氨基糖苷类药物（链霉素、卡那霉素、阿米卡星）、卷曲霉素、利福平、乙胺丁醇、对氨基水杨酸等。可根据肌酐清除率或肾小球滤过率减少药量或延长用药间隔。

47. 肝脏疾病时哪些抗结核药物使用需慎重？

肝脏是药物浓集、转化和代谢的主要场所，大多数抗结核药物都能造成不同程度的肝脏损害，尤其容易发生在各型病毒性肝炎、酒精性中毒性肝炎、营养不良、年老等肝脏基础较差的患者身上。由于结核病的治疗原则都是联合用药，肝脏损害的发生频率较高，其中以异烟肼、利福平、吡嗪酰胺、丙硫异烟胺等药物所致的肝损害最为多见，故在制定化疗方案时应慎重选择以上几种药物。

第四部分　结核病患者的生活与护理

1. 家里有人得了结核病应该怎么办？

结核病是呼吸道传染病，一旦发现传染性肺结核病患者，其家庭成员和工作场所的密切接触者都应及时到结核病防治机构进行检查。

痰菌阳性的患者应根据患者的病情由医生决定，是否住院治疗或居家隔离治疗。避免前往公共场所，必须去公共场所时，应该主动佩戴口罩，以免结核菌在人群中传播。

传染性患者居家隔离时应该独居一室，避免接触儿童、老人等易感人群。在与其密切接触的人群中，如果同时也有咳嗽、咳痰、发热、乏力者，应及时进行胸部X线或痰菌检查。

2. 肺结核病患者的家人要注意什么?

当家中出现结核病患者时,特别是具有传染性的患者,应首先弄清其他家庭成员是否感染上结核病,则需要到专科医院进行检查;尤其是老人和儿童,容易感染上结核病。

家人需要注意与患者相对隔离,避免近距离面对面谈话、咳嗽、打喷嚏等。其次,应监督患者按时服药,定期复查。一般传染性肺结核病患者经过正规有效的抗结核治疗 2 ~ 3 个月后,痰中 95% 以上的结核杆菌可被杀灭,此时传染性已很小。另外,排菌的结核病患者最好能单独居住,无条件时可分床或分头睡;房间要经常开窗通风,冬季也要每天通风一次。患者的衣物、被褥要经常洗晒;不要随地吐痰,要将痰吐在纸上烧掉。注意营养均衡,更多地给予关心和照顾,帮助患者放下思想包袱,积极配合医生治疗,尽快恢复健康。

3. 常用的结核菌化学消毒方法有哪些?

(1) 70% ~ 75% 的酒精:结核分枝杆菌直接接触 5 分钟可以被杀死,可用于手的消毒,不能用于痰的消毒。

(2) 石碳酸液:对于痰中的结核杆菌用 5% 的石碳酸与等量的痰液混合,需 24 小时杀灭结核菌。

(3) 来苏儿液:5% ~ 10% 的来苏儿液用于带结核菌的标本和动物尸体的浸泡消毒。

(4) 甲醛液:对痰内分枝杆菌需 24 小时才能杀死。

4. 结核病患者的餐具及生活用品应如何处理?

肺结核病患者的餐具及生活用品,一般都采用物理方法消毒。常用的为煮沸、干热、阳光和紫外线消毒。这些方法简便易行,可以广泛应用,并能有效地达到灭菌目的。结核菌经 100℃ 煮沸后立即死亡。70℃ 10 分钟,60℃ 1 小时可杀死。高压蒸汽效果更好。一般餐具、衣物等可用煮沸消毒,在 100℃ 时要 20 分钟。一些废弃的物品则可以焚烧销毁。结核菌对阳光和紫外线都非常敏感,阳光直接照射 10 分钟可杀死结核菌或使之灭活。所以对一些衣物、被褥、书籍等可以用阳光或紫外线照射消毒。患者接触过的物品及使用过的物品,如果不宜加热消毒,又不宜日光照射消毒的,可用化学物品,含氯消毒液如 84 消毒液等,均能将结核杆菌杀死。

5. 肺结核病患者的痰液如何处理?

由于传染性肺结核病患者的痰液中含有大量结核菌,因此必须正确处理,减少传染。常用的痰消毒方法有以下 3 种：

（1）煮沸消毒：把痰连同容器一起浸入 2% 的苏打液中煮沸 15 分钟。如无条件，也可以放在沸水中煮 20~30 分钟。盛痰的容器每 3~4 天煮沸 1 次。

（2）药剂消毒：①石碳酸与等量的苛性钠混合配制成 5% 溶液，4 小时可杀死新鲜痰液中的结核菌；②10% 的来苏水溶液 1~2 小时可杀死痰中结核菌。但药液的量要比痰多 1 倍才能达到目的；③用 20% 漂白粉溶液浸泡 2 小时也可以杀死痰中的结核菌。

（3）一般处理：在无以上条件的地方，可因地制宜。如在农村可以将痰深埋处理，或埋时加入适量石灰粉。患者外出要随身携带瓶子或塑料袋，将痰吐在其中；或吐在纸巾上，回家后按上述方法处理或焚烧。

6. 肺结核病患者能结婚吗？

患了肺结核的患者绝大多数是可以结婚的，但在什么时候结婚是要考虑的。肺结核是一种慢性传染病，治疗疗程要 6~9 个月左右，甚至更长。治疗结束后还要随访，在随访过程中也常有 2%~5% 的患者复发。因此肺结核病患者对婚期的选择一定要慎重。

肺结核病变活动期不宜结婚，因为这时患者常有低热、盗汗、咳嗽、乏力等症状，身体消耗较大，甚至有些患者具有传染性。如果此时结婚，会使患者各方面的负担加重，从而影响治疗效果，尤其是女性患者，婚后妊娠更使病情恶化。排菌的患者还可能把结核病传染给配偶。

经过正规、全程化疗后的患者，痰菌阴转，病灶稳定，可征求医生建议后结婚。

7. 肺结核病患者能怀孕吗？

如果结核病患者未治愈就怀孕，这对孕妇是很危险的，因为怀孕后身体各个系统都有很大变化，如新陈代谢、血液循环、免疫、内分泌、呼吸系统等，会加重患者的身体负担和病情，分娩时腹内压力突然下降和横膈下降，可使肺组织扩张，加上分娩后机体抵抗力低下，均可导致肺结核病恶化，对胎儿的危害亦大，结核菌可以通过血行播散，侵入胎儿体内，使胎儿感染结核。如果出现发热等症状，会使胎儿出现缺氧，常导致营养不良、发育迟缓、早产等。另外，抗结核治疗药物如链霉素，可通过胎盘进入胎儿体内，可能导致新生儿听力障碍；利福平有导致胎儿畸形的可能等。因此，生育期的结核病患者应尽量避免怀孕。若怀孕并伴有较严重的肺结核或伴有较重的妊娠反应，宜尽早终止妊娠。

8. 怀孕后发现得了结核病怎么办?

如果怀孕后发现患了肺结核,应及时找医生诊治。若是较严重的肺结核或伴有较重的妊娠反应,建议早期 3 个月内终止妊娠。

结核病活动期内应避免妊娠,待病灶稳定 1~2 年后再考虑妊娠。非活动期肺结核,肺功能尚无大的改变者,对胎儿的发育无明显影响,要在医生的监护下继续妊娠。

孕期应尽量避免做放射线检查,抗结核治疗药物如异烟肼、链霉素、利福平等对胎儿的毒性较大,要酌情选用。此外,妊娠及治疗期间要加强营养,保证充足的休息和睡眠,产后病情可能会加重,应及时掌握病情变化,及早到医院系统检查。

9. 肺结核病患者分娩后能哺乳吗?

肺结核病患者不宜用母乳喂养,以避免药物残毒通过母乳影响婴儿。同时还要注意婴儿与母亲隔离,并及时给出生后的新生儿接种卡介苗,以增强孩子对结核感染的免疫力。

10. 吸烟与结核病有关吗?

吸烟可能会导致肺结核的发生与发展:①吸烟能促进结核病的发生和活动:由于吸烟刺激咽喉、气管和肺,诱发咳嗽,还破坏支气管内皮细胞表面的纤毛,使呼吸系统防卫能力下降,易患呼吸道感染,局部抵抗力的降低致使结核菌感染及发病机会增高;②吸烟常延误结核病的发现和诊断:由于吸烟者常有的咳嗽、咳痰而放松了对肺结核病的警惕性;③吸烟影响肺结核的治疗效果:由于吸烟能增强肝脏酶活性,加速药物在肝内的代谢,降低人体对药物的吸收和利用;④吸烟使肺结核病患者营养状态不佳:吸烟引起血管收缩,抑制胰液、胆汁的分泌,同时引起胆汁的返流,破坏胃黏膜屏障,造成消化吸收障碍。

11. 肺结核病患者外出旅行应注意什么?

具有传染性的肺结核病患者在治疗期间不宜旅游。如果经过规律治疗,病情得到控制的话,是可以去旅游的,但需注意不要劳累,预防感冒,饮食卫生,规律作息。一旦出现症状,立即就诊。

选择何种交通方式旅行要慎重。乘飞机旅行,人体生理功能会受到一些特殊的影响,如飞行中加速度会对前庭器官产生影响,高空缺氧也会引起人体不同程度的反应。一般来说,活动期尤其是伴有空洞者、结核性胸膜炎、肺结核合并肺大疱、纵隔气肿、严重贫血、重度感染者不宜乘坐飞机。大多数非活动性肺结核病患者来说,还是安全的。但是,在飞行期间出现呼吸困难、喘息、胸闷、胸痛、发绀等时,则需要紧急吸氧。

肺结核病患者准备旅行前,最好请示医生对病情做出预测。乘飞机前要保证足够的睡眠,保持良好的精神状态。

12. 学生得了肺结核需要休学吗?

学生患肺结核是否需要休学取决于:①传染性:具有传染性的学生必须休学。休学一方面提供一个好的休息环境,另外可以在营养、精神方面获得保证。这对自己以及同学均有利;②经过一段时间治疗,传染性消失的学生,可在医生建议下复学;③没有传染性的学生是否休学需要征求医生建议。

13. 肺结核病患者能正常工作吗?

结核病是慢性消耗性疾病,是通过呼吸道传播的。患者咳嗽、咳痰、打喷嚏时候会把含有结核菌的飞沫播散到空气中,周围人吸入后有可能导致感染。所以结核病患者确诊以后,特别是具有传染性的,一般建议休息 3～6 个月,有利于疾病更好地恢复。如果确认没有传染性、病情稳定、临床症状消失,治疗 2 个月后基本就不会有传染了,可以从事非餐饮、非重体力的工作。

14. 为什么肺结核病患者应保持乐观的心态?

患病期间,患者往往顾虑重重,闷闷不乐,而忧虑、苦闷只能使病情加重。因此,要设法解除精神负担,使患者多想、多做一些愉快的事,如听听音乐、听听时事政策、卫生知识的广播、适当看看电视节目或小说,但时间不要太长,也不要连续看,遇到惊险、激动、刺激的情节时应停看,根据自己的兴趣爱好和可能条件,还可以打打扑克、下下象棋等。总之,心情要愉快,娱乐要有节制,使患者始终保持乐观、稳定的情绪。

15. 结核病患者如何做好自我保健?

(1)活动性肺结核病患者在家中要做好消毒隔离,切断传染途径。要经常通风、保持室内空气新鲜,经常擦拭桌椅、经常晾晒被褥。

(2)注意保持正常的睡眠:急性期要绝对卧床休息,病情稳定后可进行轻度的活动。

(3)咯血患者要消除紧张情绪,及时去专科医院就诊。

(4)保持呼吸道的通畅:有痰液要及时排出,可用变换体位、拍背等方法,使痰液顺利排出；必要时可遵医嘱雾化吸入。

（5）加强营养：多吃蔬菜和水果，给予高热量、高蛋白、高维生素的饮食。

（6）自觉养成不随地吐痰的好习惯：要多饮水，常洗澡，保持身体的清洁。

（7）饭后多散步：做些适当的体育锻炼，增强身体的抵抗力，防止继发感染。

（8）患病后不要悲观失望，要保持乐观的情绪，并做好长期服药治疗的思想准备，积极配合治疗。

16. 如何护理危重的结核病患者？

对于危重结核患者，在做好一般护理的基础上，需要特别注意以下几点：

（1）必要时设专人护理，做好详细记录。

（2）加强临床护理，包括做好眼的保护、口腔护理、皮肤护理。病情许可时，可作肢体被动运动。以预防痔疮、坠积性肺炎、肌肉萎缩及静脉血栓形成。

（3）保持呼吸道通畅。

（4）注意大小便情况。

（5）注意安全：对意识丧失、谵妄、躁动的患者要用保护具以防止摔伤。

（6）密切观察生命体征的变化。

（7）保持导管和引流管的通畅。

（8）做好心理疏导：鼓励和安慰患者，了解患者对治疗护理、饮食、生活的要求，尽力解除患者的痛苦。

17. 肺结核病患者术后如何护理？

（1）严密观察病情变化：全麻苏醒前，头偏向一侧，防治误吸，观察患者意识和表情、面色、呼吸，严密监测血压、心率、血氧饱和度，及时发现病情变化。

（2）胸腔引流管的护理：保持管道的通畅，防止引流管打折、阻塞、脱出，妥善固定；定时挤捏引流管；密切观察引流液体量、色、性质。

（3）保持呼吸道通畅：协助患者咳嗽排痰。

（4）饮食护理：术后 12 小时后可进流食，24 小时后进半流食，48 小时改进普食，以高蛋白、高维生素饮食为佳。

（5）止痛护理：根据患者主诉应用镇痛药物。

（6）抗结核药物的应用：手术当日可静脉滴入抗结核药，进食后继续口服化疗，治疗 9～12 个月。

（7）生活护理：鼓励患者早期床上活动及深呼吸，术后次日可以活动术侧手臂，先从握拳至活动肩关节，拉绳运动，以使肩关节活动范围恢复至术前水平，并预防肩下垂。

（8）对患者及家属进行健康教育。

18. 肺结核合并咯血时如何护理?

（1）卧床休息，如明确病变部位，则应向患侧卧位，以减少病变播散，在患处可以置冰袋降低局部体温，使血管收缩，以利于止血。

（2）向患者宣教，解除紧张恐惧情绪，保证有足够的休息与睡眠，积极配合治疗。

（3）咳嗽剧烈的患者应予以镇咳剂，有利于止血。但如感觉血液已涌出或咽部有咸热感觉，不应抑制咳嗽，而应努力把血咯出，以防止窒息、肺不张和吸入性肺炎。

（4）保持大便通畅，避免大便秘结，防止因排便而引起咯血，可予以缓泻剂或灌肠。

（5）饮食：咯血期间应进食易消化的温凉饮食。

（6）咯血期间严禁以热水洗澡、洗头、洗脸及手足，以防止因血管扩张而诱发咯血。

（7）咯血完全停止 2 周，才可以恢复正常生活。

19. 脊柱结核术后如何护理?

常言道"三分治疗，七分护理"，对脊椎结核手术患者来说，护理对疾病的康复起着极其重要的作用。①术前：应进行心理交流，介绍手术的必要性及安全性，消除思想顾虑及对手术的恐惧感；鼓励多吃高热量、高蛋白、高脂肪饮食以提高手术耐受力；训练在床上进行大小便，以适应术后需要；对发热患者，在及时告知医生的同时，给患者物理降温，降低患者的体力消耗；②术后：及时在精神上给予安慰，鼓励患者树立战胜疾病的信心，积极配合医生治疗以便使疾病早日康复；由于术后伤口疼痛，咳嗽时加剧，应鼓励患者及协助患者排痰，防止呼吸系统并发症的发生。术后高热，给予药物治疗同时物理降温；术后留置导尿管和引流管的要及时排放引流液，防止泌尿系逆行感染及伤口感染；床铺要保持整洁，皮肤保持干燥，为防止褥疮的发生，术后早期每 2 小时翻身一次，同时按摩肌肉，防止肌肉萎缩。鼓励床上活动，防止关节僵直。术后由于手术创伤及卧床，要给予流质、无渣、高营养饮食。根据病情可逐渐过渡到半流或普食；术后一周左右协助患者下床活动，活动时要有专人护理，防止意外的发生，随着锻炼的加强及病情的康复，术后 2 周左右，可在病房自主活动，术后三周左右可户外活动。出院后要按时服药定期复查。

20. 结核性脑膜炎患者护理时注意事项?

一般护理:①早期患者应绝对卧床休息,注意通风,避免多次搬动,保持病室清洁、整齐、光线暗淡;②注意避免医源性感染和交叉感染:应严格执行护理操作常规,如导尿管、吸氧管、吸痰管等均应进行适当的消毒处理,定期更换;③保持口腔和皮肤清洁与护理,保持床铺清洁干燥,经常翻身,防止褥疮发生。昏迷眼不能闭合者,可涂眼膏并用纱布覆盖,保护好角膜;④注意患者安全:如有烦躁不安者,就注意保护,以免外伤。

密切观察病情变化:①注意生命体征的变化,密切注意瞳孔大小、对光反射:如发现意识障碍,两侧瞳孔不等,头痛呕吐加重,提示有颅内压增高和脑疝形成;②注意观察抗结核药物的副作用:如出现视物不清、中毒性肝损害症状等。

对症护理:①呼吸困难、发绀者:给予氧气吸入,以改善脑组织缺氧;②注意大小便的护理:导尿时应严格无菌操作,以防止尿路感染,留置导尿管者应按时冲洗膀胱;③做好饮食护理增加营养:进食高热量、高蛋白、高维生素、易消化食物;④愈后:适当加强锻炼增强体质,保持乐观,劳逸结合。积极治疗,防止复发。

21. 结核截瘫患者如何护理?

(1)要做到勤翻身、勤擦洗、勤更换、勤检查,记录每次翻身的时间和方法,勤报告。

(2)防止局部组织长期受压,每隔 1~2 小时翻身一次。

(3)注意保护患者的骨隆突及支撑区。可使用海绵式压疮垫、自制水床、脉冲式充气床垫、明胶床垫、交替压力床垫等。避免使用环状器材,如:圈状垫,会使发生压疮的部位及周围组织血液循环不足、营养缺乏而延误压疮部位的修复,并易发生新的压疮。

(4)避免出现剪切力:当床头过高时就会发生剪切力和骶尾部受压,床头抬高不应超过30°,并注意不超过 30 分钟。

(5)避免对局部发红皮肤进行按摩。另外,合并尿失禁患者,给予留置尿管,加强尿管护理。大便失禁,及时清洁肛门,注意保护肛门周围的皮肤,必要时涂油、喷药物保护。

22. 淋巴结结核破溃时需注意哪些方面?

淋巴结结核破溃时防止破溃处感染,按时换药,保持破溃处敷料清洁干燥,贴身衣物应柔软以棉质为主。小而深的伤口，先用刮匙刮除坏死肉芽组织，再用异烟肼、链霉素或卡那霉素纱条填塞湿敷，每日换药。创面大且分泌物多的伤口，采取切除坏死组织，露出新鲜肉芽组织，再使用异烟肼、链霉素或卡那霉素纱条湿敷隔日换药的方法。换药时间视伤口情况而定，一般1个月左右。

23. 结核病患者饮食应注意哪些方面?

（1）热能供给：应稍高于正常人，一般按体重40～50 kcal/kg 的热能供给，全日热量达2500～3000 kcal 为宜，以满足患者的生理需求及疾病的消耗。但对肥胖患者及老年人伴有心血管病时热能不宜过高，一般控制在2000 kcal 左右。

（2）蛋白质：宜给予高蛋白质饮食，可按体重1.5～2.0 g/kg 供给。蛋白质的来源应以乳类、蛋类、鱼类、肉类和豆制品类食物为主。

（3）碳水化合物：摄入量一般不加限制，但是伴有糖尿病时，每天应限制在200～300 g 左右。

（4）脂肪：摄入量以适量为原则，每天80 g 为佳，且以植物性为好。

（5）维生素：与病情恢复密切相关，故膳食中也要添加富含各种维生素的食物，如新鲜蔬菜、水果、动物肝脏等，以满足机体对维生素的需求。

（6）铁：还应多吃一些富含铁质的绿叶蔬菜和水果，如菠菜、芹菜、油菜、苋菜、番茄、杏、桃、红枣、橘子、杨梅及菠萝等。

（7）禁烟酒及辛辣性调味品。

24. 抗结核药物与饮食有关系吗?

从营养学角度讲，结核病无需忌口，应给予高蛋白、高热量、高维生素的饮食。但从治疗学的角度讲，某些药物的药理作用与饮食有一定的关系。

（1）异烟肼：不宜与乳类、糖类及含乳糖类食品同时服用。会妨碍异烟肼的吸收，甚至降低药效，但间隔2小时以上服用影响不大。

（2）利福类药物：不宜与茶水、豆浆、米汤、藕粉、蛋花稀饭、牛奶及其他奶制品同时服用。易影响胃肠道对利福平类药物吸收，此类药物宜在早饭前1～2小时空腹时服用。

（3）合并肝炎或有肝损伤者：忌食过多脂肪、食盐等，并严禁饮酒。

（4）合并有肾功能不全者：高蛋白类食物应慎用，以防尿毒症的发生。

（5）合并糖尿病者：食物中糖类不宜过高，应适当限糖，防止血糖过高，诱发糖尿病并发症。

25. 结核病患者为什么不能饮酒?

饮酒对结核病的治疗不利，饮酒可使病灶周围血管迅速扩张，容易发生大咯血。更重要的是长期饮酒会加重肝脏负担，更不利于结核病的药物治疗。结核病的用药疗程长、数量多，各种药物几乎都要通过肝脏代谢，特别是对氨基水杨酸、利福平、异烟肼、吡嗪酰胺、丙硫异烟胺等对肝脏都有不同程度的毒性作用。酒精在体内也要经肝脏代谢，如果长期饮酒，不仅加重了肝脏负担，而且可使肝脏发生严重损害，使抗结核治疗不能正常进行。因此结核病患者在治疗期间最好不饮酒，对嗜酒者或有肝脏病史者就更应当严加控制。

26. 结核病患者为什么一定要忌烟？

结核病患者忌烟，由于吸入的烟雾可使气管与支气管黏膜水肿，分泌大量黏液、小支气管痉挛、气道变窄；同时支气管上皮细胞纤毛脱落，使正常排痰功能大大减弱。每日吸烟支数越多，呼吸功能损害愈严重。近年来研究证实，吸烟可以促进肝脏酶活性增强，加速药物在肝脏的代谢，降低人体对药物的吸收和利用。烟雾中的有害物质会阻碍肺结核病灶愈合，从而延长治疗时间和增加用药量，甚至可使静止的病灶恶化。国外有研究发现，吸烟比不吸烟的人所用抗结核药物总量和时间都增加 4 倍，而且病灶愈合较慢。

27. 肺结核病患者手术前饮食应注意哪些方面？

在结核慢性迁延病程中，患者可出现贫血、营养不良及结核中毒症状，使机体抵抗力下降，有些难以接受手术。因此术前要纠正贫血，补充蛋白质、碳水化合物、脂肪及维生素，以保证患者有足够的体力接受手术。指导患者进食高蛋白、易消化食物，注意食物的色、香、味，增加患者的食欲，以满足机体营养的需求，并储存能量，达到耐受手术的目的。

28. 结核病合并糖尿病患者的饮食需注意什么？

对于合并糖尿病患者而言可选择无糖奶制品，高脂血症患者选用脱脂牛奶，乳糖不耐受者选用舒化奶或酸奶。鸡蛋的营养成分既丰富又全面，1 个鸡蛋重约 50 g，含蛋白质 7 g，脂肪 6 g，产生 82 kcal 的热量，而且鸡蛋蛋白的氨基酸模式与人体的氨基酸模式最为接近，易于人体吸收，是结核病患者摄入优质蛋白质的良好来源，血脂高的人可以选择隔日 1 个蛋黄或每日半个蛋黄，不用完全不食用蛋黄。肉类除了含有优质的蛋白质外，还含有血红素型铁，血红素型铁的吸收率大大高于非血红素型铁，可有效预防缺铁性贫血。

29. 结核病患者不宜食用哪些食物？

(1) 用异烟肼治疗的结核病患者，食用不新鲜的鱼类和海鲜易发生过敏症状。结核病患者在使用利福平或利福类抗痨药期间，不宜用牛奶送服药物，也不宜用茶水送服药物。

（2）禁酒：酒能增加抗痨药物对肝脏的毒性作用，导致药物性肝炎，并能扩张血管，引起咯血的可能。

（3）油炸、油腻食品易加重抗痨期间肝脏的负担，妨碍肝细胞功能的恢复，宜少食。

（4）对辛辣、生痰上火的调味品和食品应不吃或少吃，如辣椒、八角、茴香、桂皮、胡椒、葱、姜、烟熏和干烧的食品等。

30. 结核病患者不能吃鱼和茄子吗？

结核病患者不可以食用不新鲜的鱼类和海鲜，易引起过敏，但是新鲜的鱼类和海鲜是可以吃的。有极少数的患者曾发生吃茄子过敏的现象，但那只是极个别现象，一般只要不是过敏体质的人群是可以食用的。

31. 各种滋补汤对结核病患者有益吗？

结核病患者的食欲一般较差，家人总是为其炖各种汤类。但是汤中嘌呤的含量非常高，再加上结核病患者本身服用吡嗪酰胺时易导致尿酸升高，所以经常食用汤类更易加重尿酸的升高，甚至会诱发痛风。而且汤中的营养成分远远没有肉类高，正确的方法是食用炖烂的肉，喝少量的汤。

32. 结核病患者食欲下降，营养供给不足怎么办？

建议可以选择少食多餐的方法，将三顿饭变为四顿甚至五、六顿来吃，靠吃饭次数的增加来满足每日的营养需要量。必要时可以选择易消化的流食、半流食和软饭，如稠米汤、蒸嫩蛋羹、牛奶、酸奶、鲜果汁、各种粥类、面条、馄饨、松软的蒸食、果蔬汤、鱼肉汤类（喝汤吃肉）、软米饭、豆浆、豆腐脑等豆制品等。如摄入量还是无法达到目标喂养量，可以考虑应用代餐产品（如某些肠内营养制剂）替代一、两顿正餐或加餐来补充营养，只要患者胃肠道功能正常，应尽可能选择肠内营养。当肠内营养实在无法改善营养不良时，则可附加肠外营养，迫不得已时选择全肠外营养。

33. 肠结核病患者饮食应注意哪些方面？

当肠结核病患者并发完全性肠梗阻时是应该禁食的，并发不完全性肠梗阻时可以选用流食、要素膳等，没有肠梗阻时选用易消化的流食、半流食和软饭即可，若经济条件许可，建议可以加用不含膳食纤维的肠内营养制剂来补充营养。

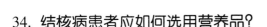

34. 结核病患者应如何选用营养品?

在选用营养产品时,不要听信于广告,应看营养产品的成分是否适合患者。对于一般患者而言,选择的营养产品应能提供充足的能量和蛋白质,而且需氧量和二氧化碳产量少。应选择脂肪含量较高,糖类含量较低,蛋白质含量应足以维持受体组织并满足合成代谢需要的产品。对于合并糖尿病患者而言,应选择糖尿病患者专用的营养制剂。合并贫血和低蛋白血症时,选用蛋白粉产品时应注意,尽量选择乳清蛋白粉。乳清蛋白粉不仅消化吸收率高于植物性蛋白,还具有明显降低血压的作用,其含有丰富的亮氨酸,亮氨酸能刺激胰岛素分泌,降低血糖。植物性蛋白摄入过多可增加老年人及肾功能不全者肾脏的负担,但一般人群是可以食用的。

35. 结核病术后患者吃啥补啥科学吗?

这个问题需要辩证的看待。比如骨结核病患者术后,家属会选择炖排骨汤给患者。其实排骨汤中的营养成分很低,但嘌呤的含量却很高,经常食用汤类易导致尿酸的升高。不过,对于术后贫血或低蛋白血症的患者,可以食用猪血、鸭血等食物,这些食物中含有血红素型铁,而且热量和脂肪的含量也较低,合并糖尿病及高血压的患者也可以食用。

36. 术后患者该如何服用补品?

术后患者服用补品以不影响正常进食为原则,枸杞、西洋参、黄芪等中药可以泡水喝,但不要超出正常饮水范围,且不可影响正餐的食欲,核桃、花生、大枣等干果每日可以食用 25 g 左右。对于贫血的患者可以服用阿胶,按照说明书定量服用。

37. 术后患者的正确饮食是什么?

术后患者既不可什么都不吃也不能大补特补,正确的方法是在均衡膳食的基础上适当增加优质蛋白质的摄入,采取循序渐进的方法,逐渐达到目标喂养量。在术后初期,患者食欲较差时,可以选择易消化吸收且营养成分含量较高的流食、半流食,如蒸蛋羹、牛奶、酸奶、馄饨、小水饺、松软的蒸食、果蔬汤、鱼肉汤类(喝汤吃肉)、菜肉米粥、豆浆、豆腐脑等,然后逐渐过渡到软饭、普通饭。家属应注意,给术后患者烹调食物时,宜清淡,采用蒸煮炖的方法,使食物柔软易消化,且尽量做到色香味俱全。

38. 结核病患者能参加体育锻炼吗?

结核病患者适当参加体育锻炼,可以增强呼吸循环功能,促进气体交换和胃肠蠕动,增加消化液的分泌,提高食欲,改善睡眠,增强身体抵抗力,这对病灶吸收和提高药物疗效都有好处。体育锻炼项目不宜剧烈,以散步、太极拳等项目为宜。凡有发热、盗汗、咯血、自发性气胸和急性浆膜腔积液,以及其他并发症的患者应该休息或绝对卧床,不宜参加体育锻炼。结核病患者锻炼注意事项:①活动期应卧床休息;②恢复期可适当活动;③轻症患者可参加轻体力劳动,保证充足的睡眠;④保持环境安静、整洁和舒适。

39. 哪些运动适合肺结核病患者?

对于肺结核病患者来说,不当的运动可能导致结核病复发或者是加重,因此,要选择适合自己的运动节奏和运动时间。浸润型肺结核的早期、吸收期、钙化期可以适当运动,但处于急性期以及有咯血症状不宜进行体育锻炼。

在选择运动方式时,要坚持适量适度原则,切忌不可盲目锻炼,不可选择需要耐力和体力的运动方式。应先做几节动作简单的广播体操,逐渐过渡到做全套动作。太极拳应先练习简化的,然后逐渐进展到练习全套,每次约20分钟左右,逐渐增加至30分钟。散步最初10分钟,逐渐增至每天20~30分钟。

对于恢复期的患者,适量最好。不宜进行耐力性运动,如长距离的步行、游泳、骑车等。

40. 肺结核病患者术后怎样进行呼吸功能锻炼?

通过呼吸功能锻炼,可以增强呼吸肌肌力和耐力,改善肺功能。包括腹式呼吸、缩唇呼吸、呼吸功能锻炼器。

(1)腹式呼吸法:指吸气时腹部凸起,吐气时腹部凹入的呼吸法。可每天进行练习,每次5~15分钟,每次5~7次为宜,逐渐养成平稳而缓慢的腹式呼吸习惯,有助于增加通气量,降低呼吸频率。需要注意的是,尽量用鼻呼吸,保持深长而缓慢。

(2)缩唇呼气法:是以鼻吸气、缩唇呼气,即在呼气时,收腹、胸部前倾,口唇缩成吹口哨状,使气体通过缩窄的口型缓缓呼出。尽量做到深吸慢呼,每分钟7~8次,每天两次,每次10~20分钟即可。

(3)正确使用呼吸功能锻炼器:训练时患者嘴紧紧含住吸气,吸气时进入三球仪的空气将3个球在各自的小室里向上推。首先靠近试管连接处的第一个球会向上走直达顶端,然后中间小室里的球会向上走,最后第3个球也会被吸起来。当吸气停止后，球会落下回到最初的位置。

41. 肺结核病患者术后适宜的锻炼方法有哪些?

肺结核术后患者锻炼时应在伤口恢复后量力而行，循序渐进，可选择慢走、太极拳、气功等有助于机体的功能恢复，增强抗病能力的活动，但要注意防寒保暖。

在锻炼时，同时要注意自我监测。若出现下列情况时应立即停止锻炼：①突然出现剧烈胸疼或胸闷；②突然出现痰中带血或咯血；③突然出现心慌、气短或呼吸困难。另外，不宜在雨天、风中、雾中锻炼，锻炼时应选择环境优雅、空气新鲜处进行，并注意预防受凉、感冒，避免不良刺激，保持积极乐观向上的心态。

42. 脊柱结核病患者术后如何进行护理?

（1）遵循全麻术后护理的常规。

（2）呼吸道管理：应严密观察患者呼吸频率、节律、深度，必要时应予以雾化吸入。

（3）伤口护理：有无渗血、渗液，应及时更换敷料。

（4）引流管护理：是否保持通畅，观察引流液改变。根据颜色考虑有无活动性出血、脑脊液漏等可能。

（5）脊髓神经功能护理：观察有无声嘶、呛咳、肢体感觉与运动功能、大小便功能等现象。

（6）疼痛护理：评估患者疼痛情况，遵医嘱给予镇痛治疗。

（7）基础护理：做好患者口腔护理、尿管护理、定时协助轴线翻身等工作。

43. 脊柱结核病患者术后如何进行功能锻炼?

原则上遵循尽早、循序渐进、持之以恒的原则。鼓励患者可以通过深呼吸、扩胸运动等对能动的肌肉、关节尽最大限度地活动；非颈部手术者，可以做颈部前屈、后仰、旋转等活动；家人也可帮助患者肢体行抬高、伸膝等被动活动以及适当的肌肉按摩。另外膀胱功能训练也很重要，早期应保留尿管，并自行训练膀胱逼尿功能，拔除尿管后，鼓励自行排尿。对仍不能自行排尿者，可指导自行间隙导尿法。

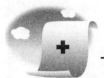

下 篇

结核病医院及专家信息

一、首都医科大学附属北京胸科医院

1. 医院简介

医院全称	首都医科大学附属北京胸科医院
医院详细地址	北京市通州区马厂 97 号
就医咨询电话	010 - 89509000
就医咨询邮箱	
医院官方网站	http://www.bjxkyy.cn
医院简介	首都医科大学附属北京胸科医院、北京市结核病胸部肿瘤研究所是以胸科疾病和结核病患者群体为主要服务对象，集医疗、科研、教学、预防为一体的三级甲等专科医院。创建于 1955 年，原名"中央结核病研究所、中央直属结核病医院"，兼设"WHO 结核病研究培训合作中心"、"国家药物临床试验机构"、"中国 CDC 结核病防治临床中心"、"北京肺癌诊疗中心"、"北京骨关节结核诊疗中心"，是国家首批博士和硕士学位授予单位。所院占地面积 13 万 m^2，建筑面积 6 万 m^2，现有职工 893 人，其中专业技术人员 790 人、高级职称人员 142 人、突出贡献专家和享受政府特殊津贴专家 28 人。所院结核病、肺癌两大学科为北京市重点扶植学科，建立了北京市重点实验室——北京肿瘤分子生物学实验室肺癌分室。目前设有临床、医技科室 25 个，基础研究室 8 个。具备 MRI、螺旋 CT、符合线路 SPECT、DR 成像系统、直线加速器等胸科疾病和结核病诊断、治疗的全套设备。总体规划床位数 900 张，目前实际床位数 533 张。所

续表

医院简介	院始终坚持临床与科研结合，不断开拓创新，在国内率先开展结核病短程化疗研究、开展第一次国内耐药结核病基线调查、完成国内首例人体肺移植、首次建立了国内人体肺癌细胞系、较早开展胸部肿瘤侵犯上腔静脉系统血管的外科治疗，20 余项成果填补了国内空白。多次承担国家"863 计划"、"973 计划"、国家自然科学基金、国家"十五攻关"和"十一·五"、"十二·五"重大科技专项等研究项目。自 1978 年以来，先后获得国家、部、市级及局级成果 172 项，培养研究生 193 名，其中硕士研究生 143 名、博士研究生 50 名。为全国培养结核病、胸部肿瘤防治专业骨干 15 000 人次。2010 年更名首都医科大学附属北京胸科医院以来，所院转变管理理念，积极倡导建立学习型组织，推进医院文化建设，坚持以人为本，加快学科建设与人才培养，不断提升医院软实力和核心竞争力，努力建设代表首都胸科专业水平的高素质人才队伍，为建设"国内一流、国际知名"现代化胸科医院的战略目标而努力拼搏。

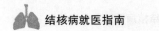

2. 专家简介

马 玙

姓 名	马玙	性 别	女	年 龄	82 岁
科 室	结核一科	职 称	主任医师、研究员	现任职务	无
工作单位	首都医科大学附属北京胸科医院			联系电话	010 – 89509000
出门诊时间				邮 箱	
工作简历	1955 年　南京医科大学毕业，一直在首都医科大学附属北京胸科医院内科工作 1987 年　晋升为研究员 1980 年—1982 年　在美国俄亥俄州 Case Western Reserve University 学习				
参加的学术组织及任职	中国老年保健医学研究会理事会理事 卫生部第六届结核病专家咨询委员会委员 《中华结核和呼吸杂志》资深委员 《中国防痨杂志》编委 《临床肺科杂志》编委				
学术成就	国内外知名专家、北京市有突出贡献专家，获得国务院特殊津贴。近 30 年拓宽业务领域，对胸部肿瘤及结核病基础研究开展了一些工作。在结核病与胸部肿瘤的诊断和鉴别诊断方面积累了丰富的经验。在科研方面重点对结核病的血清学诊断、分子生物学诊断及免疫学诊断进行了研究，共获北京市科委三等奖 3 项、卫生局奖 5 项。先后培养硕士研究生 11 名、博士研究生 3 名。 　　先后发表论文百余篇，参加结核病学等 11 本专著的有关篇章的撰写。近来主编《结核病》。				
专业特长	结核病、胸部肿瘤及肺部疾病的诊断与鉴别诊断。				
给患者的忠告	结核病可防可治，让我们充满信心，积极治疗。				

朱莉贞

姓 名	朱莉贞	性 别	女	年 龄	73 岁
科 室	结核二科	职 称	主任医师	现任职务	无
工作单位	首都医科大学附属北京胸科医院		联系电话	010 - 89509000	
出门诊时间	周三		邮 箱	zhulizhen@ hotmail. com	
工作简历	1965 年 毕业于北京首都医科大学医疗系 1965 年—1984 年 在首都医科大学附属北京胸科医院工作 1984 年—1995 年 在首都医科大学附属北京胸科医院先后任内科副主任、主任 1992 年 晋升为主任医师 2010 年 退休返聘至今				
参加的学术组织及任职	曾任中国防痨协会临床专业委员会委员、国家食品药品监督管理局审评专家、卫生部结核病专家咨询委员会委员、北京市职业病鉴定委员会委员、《中华结核和呼吸杂志》编委、《中国防痨杂志》编委、《北京医学杂志》编委。				
学术成就	从事结核病临床、科研、教学工作 48 年，参与主持全国结核病短程化疗临床科研工作，在结核病的诊断、鉴别诊断及治疗，对初、复治结核病、耐药结核病的诊疗有丰富的临床实践经验。主要负责病区医疗查房工作，并承担多项抗结核新药的临床验证工作，先后获得省、部级科技进步奖 4 项。曾承担参与主持国家"十五"攻关课题"耐多药结核病综合治疗的研究"外，还有三项研究正在进行中。1995 年获国务院颁发的政府津贴。 主要论著：参与编写 10 余部医学书籍、耐药结核病治疗指南，主要论著 30 余篇。				
专业特长	结核病诊断、鉴别诊断及治疗。				
给患者的忠告	坚持规律治疗，最终会获得痊愈。				

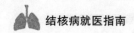

李 琦

姓　名	李琦	性　别	女	年　龄	56 岁
科　室	结核三科	职　称	主任医师、教授	现任职务	无
工作单位	首都医科大学附属北京胸科医院			联系电话	010 – 89509000
出门诊时间	周三下午、周四上午			邮　箱	lq0703@hotmail.com
工作简历	1983 年 12 月　从北京医学院分院毕业，获医学学士学位。分配至该院心肺功能室任医师 1988 年 5 月　获医学硕士学位 1991 年 10 月　获医学博士学位 1991 年 5 月　任心肺功能室副主任 1991 年 6 月　晋升助理研究员 1992 年 11 月　破格晋升副研究员 1993 年 8 月　任心肺功能室主任 1997 年 9 月　晋升研究员 2002 年 7 月　兼任普内科主任 2004 年 12 月　任副院（所）长 2005 年　任博导 2011 年　任教授				
参加的学术组织及任职	中国防痨协会副秘书长 中华医学会结核病学会常委 北京防痨协会副理事长 北京医学会结核病学分会副主任委员				
学术成就	在重症患者肺换气功能监测、吸入气体在肺内的分布、肺部疾病患者心肺相互作用的研究、脉冲震荡法测定肺癌患者的呼吸力学及运动心肺功能试验在评估肺癌外科手术适应证中的应用等研究中做出一定成绩。作为课题负责人，独立立题和组织实施 11 项课题，其中 7 项课题分别获得首都医学发展基金、市科委和国家"传染病重大专项"的资助。 　　作为第一作者，获北京市卫生局科技成果奖四项，中国防痨协会防痨科技成果优秀论文三等奖一项；撰写论文 40 篇，在国家级杂志发表 20 余篇。主编《特殊人群结核病的治疗》和《结核病治疗学》，参与撰写《肺功能测定原理和临床应用》、《结核病学》等著作共约 25 万余字。				
专业特长	结核病及结核病合并其他系统疾病的诊治和鉴别诊断。心、肺功能（肺功能、运动心肺功能、心电图、24 小时动态心电图、运动负荷心电图）的检测、评价和诊断。				
给患者的忠告	得了结核病不可怕，遵从医嘱、坚持治疗、注意营养、劳逸结合，大多数结核病是可以治愈的。				

唐神结

姓 名	唐神结	性 别	男	年 龄	51 岁
科 室	结核病多学科诊疗中心	职 称	主任医师、教授	现任职务	中心主任
工作单位	首都医科大学附属北京胸科医院			联系电话	010 - 89509000
出门诊时间	周一全天			邮箱	tangsj1106@ sina. com
工作简历	1984 年 毕业于安徽省蚌埠医学院 1984 年—2000 年 安徽省铜陵市第二人民医院结核科医师、主治医师、副主任医师，科主任 2000 年—2013 年 同济大学附属上海市腹痛医院结核科副主任医师、主任医师、科副主任、硕士生导师 2006 年—2009 年 同济大学，医学硕士 2011 年—2014 年 苏州大学，医学博士 2013 年 12 月至今 首都医科大学附属北京胸科医院结核病多学科治疗中心主任、主任医师、教授、硕士生导师				
参加的学术组织及任职	国际防痨和肺病联合会会员 中华医学会结核病分会常委兼临床学组副组长 中国防痨协会临床专业委员会副主任委员 卫生部健康教育中心咨询专家 国家食品药品监督管理局药品审评中心药品审评专家 上海医学会结核病学专科分会候任主任委员 上海市防痨协会培训专业委员会主任委员 上海市耐多药结核病治疗专家组副组长 上海市医疗事故鉴定委员会专家组成员 上海市卫生局应急预案委员会专家组成员 《中华医学杂志（英文版）》特邀审稿人 《中华医学杂志》特邀审稿人 《中华检验医学杂志》特邀审稿人 《中华临床医师杂志（电子版）》特邀审稿人 《中华临床感染病杂志》特邀审稿人 《中华全科医师杂志》特邀审稿人 《中华结核和呼吸杂志》编委 《中华实用医药杂志》常务编委 《中国防痨杂志》编委 《同济大学学报（医学版）》编委 《中国实用医刊》编委 《中华中西医结合杂志》编委				

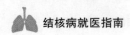

续表

学术成就	主持设计并开展科研课题10余项，并有多项获得科技进步奖；主持国家重大科技专项子课题2项，国家科技部973计划课题任子课题负责人之一；主持上海市科委课题1项，做为承担单位负责人参加国家重大科技专项课题2项。 主编著作7部，参与编写著作6部。在国内外杂志发表论文100余篇。多次参加国际性学术会议，并受邀做大会发言。多次在全国性学术大会及外省市结核病学术大会做大会专题报告及授课。
专业特长	擅长于结核病的诊断与治疗，尤其对耐多药难治性肺结核、淋巴结结核、结核性脑膜炎、骨关节结核、泌尿生殖系统结核、腹腔结核等的诊治具有较深的造诣。
给患者的忠告	战胜结核病需要医患的共同努力。

高微微

姓　名	高微微	性　别	女	年　龄	56 岁
科　室	临床中心	职　称	主任医师	现任职务	无
工作单位	首都医科大学附属北京胸科医院			联系电话	010 – 89509130
出门诊时间	周二上午、周三上午			邮箱	gwwjys@ sina. com
工作简历	1983 年 12 月　从北京医学院分院毕业分配到该院内科至今，一直从事结核内科诊治与肺癌鉴别诊断工作 30 余年，曾进修普内科半年，英文 1 年等 1994 年 11 月　破格晋升副主任医师 1999 年 9 月　晋升主任医师 1991 年 9 月—2010 年 1 月　先后任结核科行政副主任和行政主任，研究生导师。 2010 年 1 月—2014 年 4 月　门诊科主任 2014 年 5 月　本所临床中心工作				
参加的学术组织及任职	2000 年至今任中华医学会结核病分会委员、北京市中级专业技术职称考试结核病专业组组长，曾担任北京市高评委结核病专业组组长。现任《中华结核呼吸杂志》、《中华全科杂志》和《中国防痨杂志》等编委。中国防痨协会临床专业委员会委员、结核性脑膜炎学组副组长。				
学术成就	从事结核病临床工作已 30 余年，具有较高的结核理论水平和丰富的临床实践经验，熟练掌握本专业的各项诊疗常规，各种类型结核病的治疗。尤其擅长老年结核病患者的治疗，复治和耐药结核病患者的治疗以及特殊人群结核病个体化治疗等。参加院内外以及外省市的会诊，本院多学科和结核会诊。在临床诊治技术上培养本院主任医师、副主任医师和外省进修医生等多名。 亲自主持全国继续教育结核病诊治新进展，特殊人群结核病治疗等多期学习班。近 10 年每年参与该研究所临床中心和中国防痨协会组织的向全国培训授课等任务。参与中国 CDC 和盖茨等耐多药项目的全国督导工作多年。曾获得首发基金和英国赠款项目各 1 项，研究综合医院肺结核病患者发现。承担国家重大专项"十一·五"课题和"十二·五"课题"复治肺结核新方案研究和验证研究"为子课题负责人和副组长。另外，还参与两项耐多药课题等。 作为主编发表结核病专著两部，发表论文 30 余篇。				
专业特长	擅长各型结核病的诊断与治疗。特殊人群结核病个体化治疗等。				
给患者的忠告	任何疾病早发现和早治疗或早干预，多都会取得良好的预后，结核病也一样。由于结核病早期无症状，而且我国是结核病大国，应该每年健康体检，已达到早期发现。结核病早期确诊较难，需要有病原学依据，试验性治疗所占比例大。一定遵从医嘱，定期检查肝肾功能和血常规等以防药物的不良反应。				

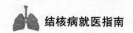

高孟秋

姓 名	高孟秋	性 别	女	年 龄	49 岁
科 室	结核二科	职 称	主任医师	现任职务	科主任
工作单位	首都医科大学附属北京胸科医院			联系电话	010 - 89509000
出门诊时间	周二全天			邮 箱	gaomqwdm@ aliyun. com
工作简历	1989 年　毕业于白求恩医科大学英语医学专业 1989 年在北京结核病胸部肿瘤研究所结核内科工作，期间并获得医学博士学位 1992 年　在莫斯科中央结核病院进修学习 3 个月 1993 年　参加北京医科大学临床药理学习班学习 2 个月 2001 年　起任结核科行政副主任 2007 年　晋升为主任医师，现为结核二科主任，硕士研究生导师				
参加的学术组织及任职	中华医学会北京分会结核病学分会第七届委员会秘书 北京防痨协会理事北京市职业病鉴定（尘肺）组专家评定委员会专家 北京市及通州区医疗事故鉴定委员会专家 《中华结核和呼吸杂志》通讯编委 《中国防痨杂志》、《中华临床医生杂志（电子版)》审稿专家				
学术成就	参加过全国肺结核短程化疗研究工作，参加过多种抗结核新药的临床验证工作。目前主要参与科研为国家"十二·五"攻关课题"耐药肺结核的综合治疗的研究工作"；国产抗结核新药（利福布丁、中药肺泰胶囊、中药芪甲补阴利肺胶囊、利福平注射液、固定剂量复合剂等）及国际多中心抗结核新药的临床验证及结核病诊断试剂的临床验证工作，所在病房从事结核病的诊断、鉴别诊断，结核病的治疗及抗结核新药的临床研究。 　　发表了数十篇专业论著。				
专业特长	从事结核病诊断、鉴别诊断及治疗十余年，积累了大量结核病及其相关疾病的诊断、治疗经验，尤其对抗结核药物引起的不良反应的处理积累了丰富的经验。				
给患者的忠告	坚持就是胜利。				

初乃惠

姓 名	初乃惠	性 别	女	年 龄	49 岁
科 室	结核一科	职 称	主任医师	现任职务	科主任
工作单位	首都医科大学附属北京胸科医院			联系电话	010 - 89509000
出门诊时间	周三			邮 箱	Chunaihui@ yeah. Net
工作简历	从事结核病临床、科研、教学工作 20 余年，1988 年毕业于山东医科大学医学系，分配至该院工作至今。现为结核一科主任，药物临床试验机构办公室主任。主任医师、医学博士学位、研究生导师。				
参加的学术组织及任职	北京医学会结核病分会委员 北京防痨协会理事 北京市高级专家评定委员会专家 北京市及通州区医疗事故鉴定委员会专家 首都医科大学传染病学系委员 《中华结核和呼吸杂志》编委 《中国临床医生》编委 《中国防痨杂志》、《中华临床医生杂志（电子版）》、《中华医学杂志》、《中华检验杂志》、《北京医学》审稿专家				
学术成就	在科研方面，参加了多项科研工作，包括"十一·五"科技重大专项、科技支撑计划、全球基金等科研项目。目前参加多项课题，作为课题副组长承担国家"十一·五"和"十二·五""重大新药创制科技重大专项"之"抗结核药物新药临床评价研究技术平台建设"课题；作为第一参加人参加国家"十一·五""艾滋病和病毒性肝炎等重大传染病防治"国家科技重大专项之"耐多药结核病综合治疗的研究"。作为子课题负责人参加上海龙华医院的"十二·五"传染病重大专项，作为课题负责人承担北京市科委及首都医学发展基金等课题。				
专业特长	结核病及相关疾病的诊断、鉴别诊断及治疗。主要致力于结核病、非结核分枝杆菌肺病及其相关疾病的诊断、治疗。在耐药结核病的诊断治疗，胸腔积液的诊断、鉴别诊断等具有较高的水平。参加多项国内及国际结核病新药的临床试验及撰写学术著作发表 SCI 及国内学术论文 40 余篇。				
给患者的忠告	遵循医嘱、坚持治疗。				

陈效友

姓　名	陈效友	性　别	男	年　龄	44 岁
科　室	结核三科	职　称	主任医师	现任职务	科室主任、院长助理
工作单位	首都医科大学附属北京胸科医院			联系电话	010 – 89509343
出门诊时间	周二			邮　箱	chenxy1998@ hotmail. com
工作简历	1993 年　毕业于安徽医科大学医学系临床医学专业 1993 年分配至北京市结核病胸部肿瘤研究所工作 1997 年—2003 年　攻读该研究所硕士和博士学位 2005 年　德国柏林 Heckshore 医院，访问学者 2006 年 12 月—2007 年 12 月 澳大利亚悉尼大学 Westmead 医院感染性疾病和微物中心博士后 2007 年 12 月　晋升副主任医师 2009 年 4 月　任结核三科副主任 2010 年 3 月—2010 年 5 月　澳大利亚悉尼大学 Westmead 医院感染性疾病和微生物中心高级访问学者 2011 年 11 月　晋升主任医师 2013 年 10 月　任结核三科主任，院长助理				
参加的学术组织及任职	中国防痨协会临床专业委员会秘书 中华医学会结核病学分会委员兼副秘书长 卫生部卫生人才评价专家 北京医学会结核分会秘书长 北京市卫生局职业病鉴定专家 《中国防痨杂志》审稿专家 《中国医刊》编委 《结核病和肺部健康杂志》编委 《国际呼吸杂志通讯》编委 《中华医学杂志英文版》审稿专家				
学术成就	从事结核病的临床与科研工作 20 年，对结核病和呼吸相关疾病的诊断和鉴别诊断具有较高的专业技术水平，对结核病包括耐药结核病的诊断和治疗具有丰富的临床经验，能够独立解决结核病疑难病例的诊治及技术难题。主持北京市卫生局科研项目 2 项，北京市留学人员科技活动择优资助重点项目 1 项。作为课题骨干参加国家重点基础研究发展规划项目 973 项目以及"十一·五"国家科技重大专项项目艾滋病和病毒性肝炎等重大传染病防治科技重大专项。曾获人才资助项目 3 项，北京市科技进步三等奖 1 项（排名第四），发表学术论文 20 余篇，其中 SCI 4 篇。				
专业特长	结核病和呼吸相关疾病的诊断和鉴别诊断；结核病包括耐药结核病的治疗。				
给患者的忠告	树立信心，战胜疾病。				

二、同济大学附属上海市肺科医院

1. 医院简介

医院全称	同济大学附属上海市肺科医院
医院详细地址	上海市政民路 507 号
就医咨询电话	021—65115006
就医咨询邮箱	shsfkyy@ 126. com
医院官方网站	www. shsfkyy. com
医院简介	上海市肺科医院创建于 1933 年，是一家集医疗、教学与科研功能为一体的现代化三级甲等专科医院，也是国内最早的结核病防治机构。医院连年跻身国内百强，实际开放床位 980 张，拥有胸外科、呼吸科和职业病科 3 个国家临床重点专科。结核科现为上海市公共卫生重点学科以及中华医学会结核病分会前主任委员和上海医学会结核病分会主任委员单位，共开设 5 个结核病区 224 张床位，年收治来自全国各地的各类结核病患者 8000 余例，年门诊量约 13 万余人次。结核病学科实力雄厚，拥有高级职称者 30 名，博士和硕士学历者 27 名。

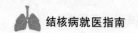

2. 专家简介

肖和平

姓　名	肖和平	性　别	男	年　龄	62 岁
科　室	结核科	职　称	主任医师	现任职务	科主任
工作单位	同济大学附属上海市肺科医院			联系电话	
出门诊时间	每周三上午			邮　箱	xiaoheping_ sars @ 163. com
工作简历	1985 年 10 月—1997 年 10 月　西藏自治区结核病防治研究所，主治、副主任医师 1997 年 11 月至今　上海市肺科医院结核科兼结核病诊疗中心，主任医师、教授、博士研究生导师				
参加的学术组织及任职	中华医学会结核病学分会前任主委 上海医学会结核病学专科分会主委 《中华结核和呼吸杂志》副总编 《中国防痨杂志》副主编				
学术成就	主持并完成国际合作项目 3 项、国家科技重大专项"十一·五"研究课题 1 项和中国全球基金结核病项目实施性研究项目 1 项。先后三次获省部级科技进步奖和上海医学科技奖 1 项，申请国家专利 1 项。目前正在主持国家科技重大专项"十二·五"研究课题和编写耐药结核病化学治疗指南等。享受国务院专家特殊津贴，被中国科学院上海巴斯德研究所聘为客座教授。				
专业特长	临床上擅长于难治性肺结核和非结核分枝杆菌肺病的诊断和处理，以及肺部疾病的鉴别诊断。				
给患者的忠告	结核病不可怕，关键在于重视和坚持。				

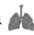

吴福蓉

姓　名	吴福蓉	性　别	女	年　龄	51 岁
科　室	结核科	职　称	主任医师	现任职务	病区主任
工作单位	同济大学附属上海市肺科医院			联系电话	
出门诊时间	周一上午（特需门诊） 周二上午及周三下午（专家门诊）			邮　箱	
工作简历	1988 年 7 月　上海医科大学毕业后一直在上海市肺科医院工作 1988 年 7 月—1995 年 3 月　住院医师 1995 年 4 月—2000 年 5 月　主治医师 2000 年 6 月—2007 年 3 月　副主任医师 2007 年 4 月至今　主任医师				
参加的学术组织及任职	中华医学会会员 中国防痨协会会员 中国防痨协会结核病临床专业委员会颅内结核学组委员 杨浦区免疫预防异常反应调查诊断专家组成员 杨浦区疾病防控专家组成员				
学术成就	长期从事结核病临床诊断及治疗研究。近年来致力于各种肺外结核病的综合性治疗研究，并成功救治了许多晚期结核性脑膜炎、骨关节结核伴脓肿等全身重症结核病患者。参与国家重大专项及科内多项课题研究，先后发表多篇学术论文，并参编部分结核相关学术专著。				
专业特长	擅长对糖尿病合并肺结核、结核性脑膜炎、骨关节结核、盆腹腔结核、泌尿生殖器结核、肠结核、淋巴结结核性脓肿、胸腹壁结核性脓肿、全身多脏器结核病等进行综合性治疗。				
给患者的忠告	规则治疗，定期复查，劳逸结合，争取早日康复。				

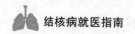

沙 巍

姓　名	沙巍	性　别	女	年　龄	41 岁
科　室	结核科	职　称	主任医师 副教授	现任职务	科副主任、 结核四病区主任
工作单位	上海市肺科医院			联系电话	
出门诊时间	每周一下午、周二上午、周四下午			邮　箱	shfksw@126.com

工作简历	1997 年 7 月　毕业于上海第二医科大学临床医学七年制，先后获得医学学士和硕士学位 1997 年—2000 年　上海市肺科医院住院医师 2000 年—2007 年　上海市肺科医院结核科主治医师 2004 年　毕业于复旦大学医学院，获得医学博士学位 2005 年 7 月—10 月　被中国防痨协会选派赴德国柏林 Heckeshorn 肺科医院进修 2007 年—2013 年　上海市肺科医院结核科副主任医师 2011 年—2012 年　纽约大学医学院访问学者 2013 年至今上海市肺科医院结核科主任医师
参加的学术 组织及任职	中国防痨协会临床委员会介入组副组长 中华医学会结核分会青年委员会副主任委员 上海市医学会结核病专科分会结核委员兼秘书 《中国防痨杂志》、《结核病和肺部健康杂志》审稿专家
学术成就	先后承担卫生局青年医生基金和同济大学医学研究基金课题，同时还参与多项省部级、国家级科研课题的研究工作，并参与国家"十一·五"、"十二·五"重大科技专项课题，为高级研究人员。已在国家级杂志上发表论文多篇，参编多部著作。
专业特长	擅长于肺结核病、非结核分枝杆菌病的诊治工作，尤其是支气管结核的介入治疗、复发性肺结核病的治疗和非结核分枝杆菌病的诊治。对于各种类型支气管结核进行包括冷冻、氩等离子、球囊扩张和支架置入等介入治疗，降低了支气管结核导致的后遗症的发病率，取得较好疗效。对于复发性肺结核病的治疗，作为科技部重大专项的主要研究人员，根据全国多中心科研的结果，采用新的治疗方案进行治疗，提高了治疗成功率，降低了耐药结核的发生；在非结核分枝杆菌病治疗上，具有较丰富的经验，采用个体化方案，提高了治愈率，减轻患者的病痛。
给患者的忠告	早期发现，规则治疗，是结核病痊愈的基本；远离烟酒，健康作息，是结核病痊愈的保障。

张 青

姓 名	张青	性 别	女	年 龄	47 岁
科 室	结核	职 称	副主任医师	现任职务	副主任
工作单位	上海市肺科医院			联系电话	
出门诊时间	周一、二上午，周四、五下午			邮 箱	zhqi709851@ sohu. com
工作简历	1991 年 7 月　毕业于上海市第二医科大学，获学士学位 1991 年 8 月—1997 年 2 月　上海市肺科医院住院医师 1997 年 3 月—2003 年 8 月　上海市肺科医院主治医师 2003 年 9 月至今　上海市肺科医院副主任医师 2009 年 9 月　获同济大学医学院医学硕士学位				
参加的学术组织及任职	上海防痨协会理事 上海药事会抗生素委员会委员 上海市耐多药结核病减免治疗专家组成员				
学术成就	2010 年、2012 年院三八红旗手。先后被上海市肺科医院、中国防痨协会选送赴日本大阪羽曳野医院、德国柏林胸科医院学习进修，并多次访问日本、美国、巴西的结核病医院和结核病研究所。近年来主持并参与局级以上结核病方面的课题研究 4 项，其中包括参与国家重大科技专项 2 项。主持并协助负责该机构抗结核新药国际多中心临床试验 3 项。 　　在国内外杂志发表医学论文 30 多篇，其中 SCI 论文 4 篇，参编著作三部，主编一部。				
专业特长	擅长成人及儿童肺结核的诊断、鉴别诊断与治疗，尤其对儿童结核感染、肺结核、淋巴结核、结核性脑膜炎的诊治具有丰富的临床经验。为上海之耐多药结核病专家组成员，每月召集市级专家组讨论，在耐多药结核病的治疗方面积累了丰富的经验。				
给患者的忠告	人生最大的财富是有一个好的躯体，也就是说人生最大的财富是健康。细心地维持好躯体健康和心理健康，这也是一种投资，只有投资健康，才会收获财富、收获幸福。				

张忠顺

姓　名	张忠顺	性　别	男	年　龄	51 岁
科　室	结核	职　称	主任医师	现任职务	主任
工作单位	上海市肺科医院			联系电话	
出门诊时间	周一全天，周三、周四下午			邮　箱	bjzzs707@126.com
工作简历	1987 年毕业于第四军医大学，现任上海市肺科医院结核科主任医师，结核 5 病区主任。				
参加的学术组织及任职	上海市医学会感染与化疗分会委员会委员 曾任中国防痨协会第九届临床委员会秘书				
学术成就	曾参加国家"十五"、"十一·五"、"十二·五"科技攻关项目、上海市科委科技攻关项目等多项课题研究。参编《结核病新进展》、《专家解答结核病》等著作。在《中华结核和呼吸杂志》、《中国防痨杂志》、《中华临床医学杂志》、《感染病杂志》等发表论文多篇。				
专业特长	长期从事结核病临床工作，对结核病诊断、鉴别诊断，特别是对复治肺结核、耐药肺结核及难治性结核病的治疗有丰富的经验。				
给患者的忠告	积极乐观的心态、健康的生活方式是战胜结核病的有效武器。				

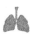

三、上海市（复旦大学附属）公共卫生临床中心

1. 医院简介

医院全称	上海市（复旦大学附属）公共卫生临床中心
医院详细地址	上海市金山区漕廊公路 2901 号
就医咨询电话	37990333
就医咨询邮箱	
医院官方网站	www. shaphc. org
医院简介	上海市（复旦大学附属）公共卫生临床中心（简称"公卫中心"）是复旦大学附属三级甲等医院。公卫中心现有职工 700 余名，汇集了复旦大学附属中山医院、华山医院、复旦大学上海医学院及原上海市传染病医院等各方面专家、教授。公卫中心设置床位 500 张，主要收治病毒性肝炎、妊娠肝炎、重症肝炎、肝硬化、伤寒、乙型脑炎、流行性出血热、流行性脑脊髓膜炎、化脓性及结核性脑膜炎、肠道传染病、艾滋病、破伤风、狂犬病、性病、肺结核、传染性非典型性肺炎等各种法定传染病。在重症肝炎、妊娠肝炎、中枢神经系统感染和艾滋病治疗等方面颇具特色，曾获多项临床成果奖和科研奖。

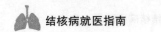

2. 专家简介
卢水华

姓 名	卢水华	性 别	男	年 龄	48 岁
科 室	呼吸结核科	职 称	主任医师	现任职务	科室主任
工作单位	上海市公共卫生临床中心			联系电话	
出门诊时间	周二、四水电路门诊，周三金山门诊			邮 箱	tubercle@ shaphc. org
工作简历	1989 年—2002 年　武汉铁路结核病医院科主任、副主任医师 2003 年—2005 年　武汉市肺科医院（结核病防治所）科主任、主任医师 2006 至今　上海市公共卫生临床中心科主任、主任医师				
参加的学术组织及任职	中华医学会结核病分会全国青年委员会副主委 中华医学会结核病分会全国青年委员内科学组组长 上海市结核病学组副组长				
学术成就	1999 年主持完成了卫生部自然科学基金资助项目——《母牛分支杆菌菌苗免疫治疗肺结核临床研究》，被鉴定为省级科研成果，处于国内领先水平。 　　2002 年以分题负责人参与了《Maccae 菌苗研制》课题研究，获卫生部科技成果三等奖、总后卫生部科技进步二等奖。				
专业特长	从事结核病核心临床科研工作、专业教学工作20 余年，擅长肺结核和肺外结核病的诊疗，在艾滋病合并结核病、肝炎合并结核病、妊娠合并结核病、糖尿病合并结核病诊疗方面积累了丰富经验。				
给患者的忠告	及时就诊，坚持治疗。				

宋言峥

姓　名	宋言峥	性　别	男	年　龄	47 岁
科　室	外科	职　称	主任医师	现任职务	科副主任、院长助理
工作单位	上海市公共卫生临床中心			联系电话	
出门诊时间	周四水电路门诊			邮　箱	Yanzhengsong@163. com
工作简历	1984 年 9 月—1989 年 9 月　郑州大学医学系并获得医学学士学位 1989 年 9 月—2010 年 4 月　河南省胸科医院胸外科 2010 年 4 月至今　上海市（复旦大学附属）公共卫生临床中心外科 其中： 1999 年 5 月—2000 年 5 月　北京大学第一医院胸外科进修电视胸腔镜和肺移植基础 2001 年 2 月—2002 年 1 月　在香港中文大学威尔斯亲王医院胸外科学习胸部微创外科技术（严秉泉教授）和香港大学玛丽医院心胸外科（葛量鸿医院）学习心肺移植技术（赵瑞华主任和 Dr. John Wang） 2004 年 1 月—2004 年 8 月　美国马里兰大学医学中心胸外科（Univercity of Maryland Medical Center）进修并从事肺癌微转移的临床研究（UICC Fellow） 2004 年 8 月—2005 年 8 月　美国路斯维尔大学医学中心（University of Louisville Medical Center）从事大鼠心脏移植的相关基因的博士后研究（Postdoctoral Fellow Associate）期间掌握了实验室全面试验技术如小动物微血管注射、小动物手术和解剖、组织标本制备和动物模型建立如大鼠心脏移植模型，肺缺氧模型和心肌缺血模型等，同时具有分子生物学研究技术如细胞和组织培养、DNA 重组等。				
参加的学术组织及任职	中华医学会结核学会副秘书长 中国脊柱脊髓损伤专业委员会脊柱结核学组委员 中国防痨协会结核病临床专业委员会外科学组委员 上海市医学会结核病分会委员 中国中西医结合学会灾害医学会青年委员兼感染救治学组副组长 上海市中西医结合学会骨伤科青年委员 国际抗癌联盟（UICC）会员（美国马里兰大学医学中心胸外科进修） 香港大学外科学系 GB Ong Fellow				
学术成就	河南省第九界青年科技优秀专家 河南省"555"人才工程省级专家（2008 年度河南省学科技术带头人） 《Roux－Y 术式在上消化道重建中的应用》2000 年获得河南省科委二等成果奖 《局麻下开胸术的临床应用》2006 年获河南省卫生厅二等卫生科技进步奖				
专业特长	结核病的外科治疗。				
给患者的忠告					

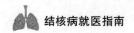

李 锋

姓　名	李锋	性　别	男	年　龄	37 岁
科　室	呼吸结核科	职　称	副主任医师	现任职务	副主任
工作单位	上海市公共卫生临床中心			联系电话	
出门诊时间	周二、周四			邮　箱	dr_ lif08@ shaphc. org
工作简历	2002 年—2005 年　华中科技大学同济医学院心血管内科硕士研究生 2008 年—2011 年　浙江大学医学院呼吸内科博士研究生 2005 年—2013 年　杭州市红十字会医院结核科 2013 年 11 月至今　上海公共卫生临床中心				
参加的学术组织及任职	中华医学会结核病分会青年委员				
学术成就	获奖： 《浙江省结核分枝杆菌耐药基因突变的研究及临床应用价值》获 2008 年"杭州市政府科技进步三等奖"。 专利： "一种治疗结核病的中药组合物"获得国家知识产权局发明专利。专利号：200810162227.0；2012 年杭州市政府"131"人才培养对象（第三层次） 完成课题： 1. 2006 年—2008 年《应用 PCR－RFLP 技术快速检测结核分枝杆菌耐药基因的研究》（杭州市卫生局：2006B039，负责人）。 2. 2007 年—2009 年《脑脊液单核细胞内结核抗原检测对早期诊断结核性脑膜炎意义的研究》（杭州市卫生局：2007B0039，负责人）。 3. 2007 年—2010 年《应用基因芯片检测结核分枝杆菌耐药基因的研究》（杭州市科技局：2007633Q09，负责人）。 4. 2010 年—2012 年《耐多药结核分枝杆菌特异性蛋白标记物的研究》（杭州市科技局：20100733Q20，负责人）。 5. 2010 年至今《多耐药结核杆菌差异蛋白组学研究》（浙江省卫生厅 2010SSA001，负责人）。 6. 2010 年至今《基于差异蛋白组学的耐多药结核分枝杆菌特异性蛋白靶标的研究》（浙江省科技厅 2011C33052，负责人）。				
专业特长	对呼吸道疾病的诊断及鉴别诊断较有经验，擅长对老年患者、重症结核病、合并多脏器功能障碍结核病患者的诊治。				
给患者的忠告	相信医生，相信自己。				

四、天津市海河医院

1. 医院简介

医院全称	天津市海河医院
医院详细地址	天津市津南区双港镇津沽路 50 号
就医咨询电话	022 – 58830196
就医咨询邮箱	
医院官方网站	www. haiheyiyuan. cn
医院简介	天津市海河医院是卫生局所属一家以治疗呼吸系统疾病为主的集医疗、教学、科研为一体的大型三级综合性医院，擅长结核病的诊断、鉴别诊断，结核病患者内外科综合治疗，及结核病合并症并发症的治疗。 　　海河医院在该市率先应用胸腔镜开展微创外科手术治疗各种肺部疾病，气道介入治疗耐多药空洞型肺结核。结核病合并大咯血的支气管动脉栓塞，药代动力学监测，肺结核合并肝肾损害患者的用药，内科胸腔镜在胸腔积液患者的治疗及鉴别方面的应用等，肾衰肾移植合并肺结核病患者的血液净化技术等。 　　在重症患者抢救、疑难病例鉴别、耐多药肺结核病患者的诊治，结核病合并糖尿病、肺心病、心衰、呼衰、肾衰及结核性脑膜炎方面积累了丰富的经验。胸外科熟练掌握各类肺部手术，及肺外结核病的外科治疗方案，擅长骨结核的外科治疗。

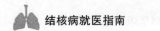

2. 专家简介

李 丽

姓　名	李丽	性　别	女	年　龄	60 岁
科　室	结核科	职　称	主任医师 教授	现任职务	顾问专家
工作单位	天津市海河医院			联系电话	
出门诊时间	周二、四、五上午			邮　箱	hhyyjhkll@126.com
工作简历	1982 年　毕业于河北医学院 1982 年—1994 年　河北廊坊地区医院，山东胶州中心医院心血管内科、消化内科、急诊内科工作。任住院医师、主治医师、副主任医师 1995 年—2014 年　于天津结核病防治所、天津市肺科医院、天津市海河医院结核科工作任副主任医师、主任医师，天津医科大学呼吸专业硕士研究生导师				
参加的学术组织及任职	中华医学会会员 中国防痨协会会员 中国防痨协会第九届全国理事 天津中西医结合协会常委				
学术成就	主持指导完成天津市级课题六项；参与完成国家"十一·五"重大专项课题两项，为分中心负责人；发表论文十余篇。				
专业特长	结核病诊断、治疗，结核病及肺外结核鉴别诊断、耐药结核菌研究、抗结核药物药代动力学研究。				
给患者的忠告	早期就诊，规范治疗，一定到国家正规医疗机构就医，要相信医生。				

陈秀萍

姓　名	陈秀萍	性　别	女	年　龄	62 岁
科　室	结核科	职　称	主任医师	现任职务	顾问专家
工作单位	天津市海河医院			联系电话	
出门诊时间	周二、周四全天			邮　箱	18920180095@189.cn
工作简历	1976 年—1987 年 天津市肺科医院住院医师 1987 年—1994 年 天津市肺科医院主治医师 1994 年—1999 年　天津市肺科医院副主任医师 1999 年至今　主任医师				
参加的学术组织及任职	中国防痨学会委员 中国呼吸学会委员				
学术成就	参加"肺结核短程化疗后菌阴残存空洞致病力的研究"、"国家复发性结核病治疗的研究""耐药肺结核中医药治疗方案研究"、"超短程化学治疗方案的临床验证"、"中西医结合治疗耐多药肺结核随机、双盲、安慰剂平行对照的多中心临床研究"等多项天津市全国课题项目。参与《慢性病危重急症抢救手册》的编写工作。发表学术论文数十篇。				
专业特长	从事急诊科、结核科工作。擅长结核内科、呼吸内科及危重患者的急救。精通结核病合并大咯血，结核病合并呼吸衰竭等危急重症的抢救治疗。				
给患者的忠告	坚持"早期、联合、规律、全程、适量"治疗原则，防治并行，消灭结核病。				

董丽华

姓 名	董丽华	性 别	女	年 龄	68 岁
科 室	结核二科	职 称	主任医师	现任职务	顾问专家
工作单位	天津市海河医院			联系电话	
出门诊时间	周一上午			邮 箱	18920180101@189.cn
工作简历	1970 年—1987 年　天津市肺科医院住院医师 1987 年—1992 年　天津市肺科医院主治医师 1992 年—1999 年　天津市肺科医院副主任医师 1999 年至今　主任医师				
参加的学术组织及任职	防痨学会委员				
学术成就	科技课题：肺结核菌阴空洞痰致病力研究。				
专业特长	结核内科专家。毕业于天津医科大学，擅长难治性肺结核、结核病合并糖尿病、结核性脑膜炎的早诊与治疗抢救及呼吸系统疾病的鉴别诊断。对肺结核菌阴空洞痰致病力有深入的研究，尤其是重症结核性脑膜炎的诊断抢救治疗、耐多药肺结核的个体化治疗、血药浓度监测以及肺结核合并糖尿病。				
给患者的忠告	结核病可防可治，过程曲折结果良好，坚持规律专科医院治疗，遵从医嘱一定能战胜疾病。				

秦 超

姓　名	秦超	性　别	男	年　龄	43 岁
科　室	结核三科	职　称	主任医师	现任职务	科主任
工作单位	天津市海河医院			联系电话	
出门诊时间	每周三、五上午			邮　箱	18920180095@189.cn
工作简历	1994 年　天津医科大学医学系毕业并获得医学学士学位，同年分配至天津市肺科医院 2000 年　晋升为主治医师 2003 年 2 月—2004 年 2 月　在医大二院心内科部办班进修学习 2005 年　晋升为副主任医师、结核二科副主任 2006 年—2008 年　沙市道病房副主任医师、行政副主任 2008 年 7 月—2010 年 1 月　天津市第六批援疆干部援助新疆喀什地区第二人民医院内三科副主任 2010 年 2 月—2012 年 7 月　结核二科副主任医师、副主任 2012 年 7 月—2013 年 11 月　沙市道病房主任 2013 年 11 月至今　结核三科主任				
参加的学术组织及任职	2012 年参加中华医学会结核分会青年委员会青年委员 2012 年中国防痨协会结核脑病专业组委员 2013 年 12 月天津市预防接种异常反应调查诊断专家组成员				
学术成就	2001 年国家科研"十五"攻关计划：耐多药肺结核综合研究，利福布丁胶囊治疗耐多药肺结核的有效性和安全性随机开放平行对照多中心临床研究，课题编号 2001BA705BO4。参加名次：天津试验中心第三名。 　　2013 年 4 月《"十一·五"超短程新方案验证》任务天津区组长"复治肺结核化学治疗新方案的研究"国家科技重大专项 2013ZX10003009。 　　2014 年 2 月《重组结核杆菌 ESAT6－CFP10 变态反应原 II a 期临床研究方案》主要研究者助理。				
专业特长	各种肺内、肺外结核，尤其肺外结核结核性脑膜炎、腹腔结核的诊断治疗。				
给患者的忠告	对于已经患有结核病的患者"坚持就是胜利"，对于结核密切接触者"建立良好的生活习惯，卫生习惯是最好的预防措施"。				

杜钟珍

姓 名	杜钟珍	性 别	男	年 龄	53 岁
科 室	结核科	职 称	主任医师	现任职务	科主任
工作单位	天津市海河医院			联系电话	
出门诊时间	周六上午			邮 箱	
工作简历	1984 年　参加工作 1994 年—1995 年　广州呼吸病研究所学习 1 年，先后任肺科医院、海河医院急诊科主任，呼吸科 ICU 主任、结核科主任				
参加的学术组织及任职	中国防痨协会结核病临床专业委员会委员 中华医学会天津市医学会第一届重症医学分会委员 中华医学会天津市医学会第五届急诊学会委员 中华医学会天津市医学会第五届呼吸病学分会委员 首届中国医师协会呼吸医师分会基层工作委员会委员 天津市医学会医疗事故技术鉴定专家组成员 天津市应急管理专家组成员 天津中医药大学硕士生导师				
学术成就	2010 年被授予全国医药卫生系统先进个人称号，被评为天津市卫生行业第七届"十佳"医务工作者称号，被授予"天津市五一劳动奖章"。参与完成国家"十一·五"重大专项课题两项，"十二·五"重大课题 2 项，国家中医药管理局"十一·五"重点专科专病课题《莲花清瘟胶囊治疗甲型 H_1N_1 流行性感冒临床试验》等多项科研研究，撰写论文 10 余篇。				
专业特长	从事结核内科、呼吸内科专业三十年，擅长呼吸系统疾病的诊治及鉴别诊断，对于各类结核病的诊断治疗，特别对重症肺结核、结核性脑膜炎等有较深的造诣。从事呼吸内科急诊、呼吸 ICU 工作十余年，对呼吸内科各类危重症救治、无创及有创机械通气方面积累了丰富的临床经验。				
给患者的忠告	对于已经患有结核病的患者"坚持就是胜利"，对于结核密切接触者"建立良好的生活习惯，卫生习惯是最好的预防措施"。				

五、山东省胸科医院

1. 医院简介

医院全称	山东省胸科医院/山东省结核病与呼吸病防治中心
医院详细地址	山东省济南市历山路 46 号
就医咨询电话	0531 – 86568178
就医咨询邮箱	
医院官方网站	www. xkyy. org
医院简介	山东省胸科医院是山东省卫生计生委直属的省级专科医院，山东省结核病与呼吸病防治中心、山东省公共卫生医疗救治中心设在该院。目前医院东西两个院区共占地 130 余亩，开放床位 620 张，拟开放床位 1000 张。医院设置了结核科、呼吸内科、胸外科、心血管中心、肿瘤中心、重症医学科等 24 个特色临床科室。其中，结核科是省医药卫生重点学科。汉光国际感染性疾病研究中心由该院与美国贝勒医学院共同组建，是中国卫生部 – 比尔盖茨基金会合作项目新检测技术验证评估实验室。医院东院区目前已经投入运营并正在扩大建设规模，进一步增强了医院的整体实力。

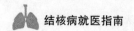

2. 专家简介

邱丽华

姓　名	邱丽华	性　别	女	年　龄	50 岁
科　室	结核内科	职　称	主任医师	现任职务	病房主任
工作单位	山东省胸科医院			联系电话	
出门诊时间	周一（有时变动，以胸科医院网站公布的为准）			邮　箱	Qiu－lh@163.com
工作简历	1982 年—1987 年　泰山医学院医疗专业 1997 年—1999 年　山东大学医学院，呼吸专业研究生。导师：薛立福 2004 年　北京协和医院感染科进修，感染性疾病诊断与鉴别诊断 2005 年　美国贝勒医学院感染性疾病诊断与治疗 2007 年　上海肺科医院结核病与气管镜 2009 年　山东大学医学院呼吸专业博士在读，导师：肖伟				
参加的学术组织及任职	2004 年至今：山东防痨协会常务理事 2007 年至今：山东防痨协会内科专业委员会主任委员 2008 年至今：山东省医师学会感染性疾病分会常务委员 2010 年至今：山东省医学会呼吸病分会委员				
学术成就	作为山东省胸科医院分中心主要研究者参加国际多中心（TMC207）临床试验，作为合作单位负责人参加国家"十一·五"、"十二·五"重大专项，承担省级厅级课题两项。				
专业特长	结核病诊断与鉴别诊断，重症结核病治疗，结核合并艾滋病临床诊断与治疗。				
给患者的忠告	常见病、非重症就近就医，小病尽量避免去人满为患的大医院。了解自身所患疾病的常识，有疑问积极与医生沟通。防病比治病更重要。				

郝金柱

姓 名	郝金柱	性 别	男	年 龄	53 岁
科 室	菌阳结核科	职 称	主任医师	现任职务	菌阳结核科主任、医务科副科长
工作单位	山东省胸科医院			联系电话	
出门诊时间	每周三			邮 箱	jinzhuhao@ icloud. com
工作简历	1980 年 7 月—1985 年 6 月　就读于滨州医学院医疗系 1985 年 7 月—1991 年 2 月　山东省胸科医院住院医师 1991 年 2 月—2002 年 2 月　山东省胸科医院主治医师 2002 年 2 月—2008 年 5 月　山东省胸科医院副主任医师 2002 年 9 月—2005 年 12 月　就读山东大学医学院内科学硕士 2008 年 5 月至今　山东省胸科医院主任医师				
参加的学术组织及任职	2010 年 11 月　山东防痨协会第二届内科专业委员会副主任委员 2011 年 9 月　山东省医师协会急救医学医师分会第二届委员会常务委员 2012 年 12 月　山东预防医学会第三届免疫规划分会常务委员 2012 年 12 月　山东预防医学会第三届免疫规划分会临床及疫苗反映处置委员会				
学术成就	共发表《胸腔注入尿激酶辅助治疗胸腔积液临床研究》等论文20 余篇，参与呼吸疾病的诊断与治疗专著一部。				
专业特长	对肺部疾病的诊断、鉴别诊断有丰富的临床经验，对于肺结核，尤其是复治、耐药结核的治疗有丰富经验。擅长急诊医学，对结核性胸腔积液，尤其是慢性胸腔积液的治疗有独到之处。				
给患者的忠告	重视结核病，积极配合治疗，理解临床医学的科学技术的局限性，做到早期诊断，规范治疗，争取早日治愈。				

高绪胜

姓 名	高绪胜	性 别	男	年 龄	44 岁
科 室	结核内科	职 称	副主任医师	现任职务	科主任
工作单位	山东省胸科医院			联系电话	
出门诊时间	周一下午、周四上午			邮 箱	gxs@ xkyy. org
工作简历	1994 年 7 月—2000 年 12 月　山东省胸科医院住院医师 2001 年 1 月—2006 年 12 月　山东省胸科医院主治医师 2007 年 1 月—2007 年 7 月　山东省胸科医院副主任医师 2007 年 8 月—2008 年 1 月　上海复旦大学附属中山医院呼吸科 2008 年 1 月至今　山东省胸科医院副主任医师				
参加的学术组织及任职	中华医学会结核病分会临床组委员 山东省医学会结核病分会副主任委员 山东防痨学会副秘书长 山东省卫生系统青年岗位能手 山东省优秀青年卫士 山东省卫生厅"两好一满意"服务明星 山东省卫生系统"我最喜欢的健康卫士"全省唯一候选人参加全国竞选				
学术成就	国家"十一·五"《复治肺结核化学治疗进展》、"十二·五"《超短程化学治疗方案的临床验证》、《复治肺结核病化学治疗新方案的研究》等三项重大专项课题山东区组长、承担山东省医药卫生科技发展计划多项课题课题负责人及主要研究者——《噬菌体法对糖尿病合并复治肺结核病患者耐药性分析》为面上重点项目;《噬菌体法对糖尿病合并结核感染患者结核分枝杆菌耐药性分析》、《非小细胞肺癌术前热疗联合灌注化疗的基础与临床研究》为青年基金项目。 　　申请国家级相关发明专利两项。 　　在国内核心期刊发表论文数十篇,参编著作多部。				
专业特长	擅长肺结核、肺结核合并大咯血、结核性脑膜炎、结核性胸膜炎、结核性腹膜炎、肠结核及各种结核病及并发症的诊断、鉴别诊断及治疗。尤其在以下方面有较深的研究:耐药结核的全身药物治疗;肺结核合并气管支气管结核的镜下治疗;肝功能异常、药物性肝损害患者个体化治疗;肺结核合并糖尿病患者的个体化治疗;肺部病变的疑难杂症的诊断及鉴别诊断。				
给患者的忠告	结核是我们共同的敌人,战胜结核是我们共同的目标;健康是我们共同的希望,拥有健康是我们共同的追求;希望每一位患者能做的及时就诊、规律服药、定期复查;让我们携起手来,一起战胜疾病,拥有健康。				

六、黑龙江省传染病防治院

1. 医院简介

医院全称	黑龙江省传染病防治院（黑龙江省结核病防治院、黑龙江省第四医院）
医院详细地址	黑龙江省哈尔滨市呼兰区建设街 1 号
就医咨询电话	0451 – 57335854
就医咨询邮箱	
医院官方网站	http：//www. hljjh. cn/
医院简介	黑龙江省传染病防治院，1955 年开院，是黑龙江省结核病诊疗、研究、指导中心，国内规模最大的结核病诊疗医院，省级三级甲等专科医院，是省、市、铁路、农垦医保、省新型农村合作医疗定点医院，同时承担着全省突发公共卫生事件医疗救治工作，医疗、科研、教学、预防、保健等工作的开展为龙江公共卫生事业的安全和人才培养做出贡献。 医院拥有一批优秀的医学专家，带领着经验丰富医疗团队，拥有先进医疗设备。结核内科、胸外科、骨结核科是医院发展的基础，耐药病房、ICU 病房、糖尿病病房、介入诊疗、结核病诊断实验室的开展是医院发展的新起点和前进的活力所在。 医院共有一个住院部、一个分院、两个门诊部，现设床位 1306 张，在职职工 1066 人，其中中高级专业技术人员 321 人。建院 60 年来，收治各类结核病患者 120 余万人次，形成了独具特色的治疗方法，效果显著，今后将继续为黑龙江人民服务、为国家结核病疫情控制做不懈的努力。

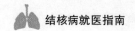

2. 专家简介

黄雁鸣

姓　名	黄雁鸣	性　别	男	年　龄	51 岁
科　室	骨一科	职　称	主任医师	现任职务	骨一科主任
工作单位	黑龙江省传染病防治院			联系电话	
出门诊时间	周五			邮　箱	huangyanmingdaifu@163.com
工作简历	1983 年 8 月大学毕业至今,在黑龙江省传染病防治院工作,历任住院医师、责任主治医师、副主任医师、主任医师、骨一科主任。				
参加的学术组织及任职	黑龙江省医学会结核病专业委员会委员 哈尔滨市骨科学会委员				
学术成就	与哈尔滨工业大学合作完成国家级科研项目一项、厅级科研课题立项一项、获厅级新技术三等奖两项。				
专业特长	掌握各种结核病的诊断与治疗,尤其对骨与关节结核病有前瞻性见解。先后开展了几种新术式,并获新技术奖,完成各种骨与关节结核手术两万余例。				
给患者的忠告	尊重科学,到正规的结核病医院或结核病防治机构治疗各种结核病。				

李殿忠

姓　名	李殿忠	性　别	男	年　龄	56 岁
科　室	内四科	职　称	主任医师	现任职务	内四科主任
工作单位	黑龙江省传染病防治院			联系电话	
出门诊时间	周一至周五全天			邮　箱	Lidianzhong2010@163.com
工作简历	1982 年　大学毕业，在黑龙江省第三医院任住院医师 1984 年至今　在黑龙江省传染病防治院工作，历任住院医师、责任主治医师、副主任医师、主任医师、结核内科主任、支部书记				
参加的学术组织及任职	中国防痨协会委员 黑龙江省结核专业委员会委员 2012 年被聘为黑龙江省结核病科医疗质量控制中心副主任				
学术成就	参加多项国家级科研项目、国家科技重大专项《"十一·五"超短程新方案验证》课题组副组长、主持省科技厅自然基金项目和省卫生厅多个科研课题。				
专业特长	熟知结核内科各种疾病的诊断和治疗，特别是对浆膜结核的诊断治疗有独到见解。糖尿病并发结核病的研究处于领先地位。				
给患者的忠告	预防结核，控制结核病，还您健康。糖尿病并发结核病请您找我。				

赵冬梅

姓　名	赵冬梅	性　别	女	年　龄	50 岁
科　室	内一科	职　称	主任医师	现任职务	内一科主任
工作单位	黑龙江省传染病防治院			联系电话	
出门诊时间	周一、周二、周三、周五			邮　箱	ZDM2021@163.com
工作简历	于1989年毕业于黑龙江省佳木斯医学院，毕业后在黑龙江省结核病医院从事内科工作。2003年任结核内一科主任，主持工作。曾获黑龙江省中青年贡献专家称号。于2010年被黑龙江省卫生厅评为德艺双馨省级名医。				
参加的学术组织及任职	中国防痨协会结核病专业委员会内镜介入与重症学组委员 中华医学会结核病学分会临床学组委员 黑龙江省医学会结核病专业委员会委员 黑龙江省医学会呼吸专业委员会委员 黑龙江省卫生厅结核内科学科带头人				
学术成就	曾参与国家"十一·五"、"十二·五"重大疾病耐药肺结核治疗方案研究，担任课题协作单位技术专家；国家"十一·五"超短化疗新方案科研；黑龙江传染病防治院课题组组长；省卫生厅科研课题一项；获卫生厅新技术二等奖一项。				
专业特长	擅长结核病的鉴别诊断及难治耐药肺结核病的治疗。				
给患者的忠告	防治结核早诊早治、规范治疗、坚持不懈、早日痊愈。				

七、河北省胸科医院

1. 医院简介

医院全称	河北省胸科医院
医院详细地址	河北省石家庄市胜利北街 372 号
就医咨询电话	0311 – 86911052、86911072（夜）、86911090（急诊）
就医咨询邮箱	hbsxkyy@ 163. com
医院官方网站	http：//www. hbsxkyy. com
医院简介	河北省胸科医院暨河北省结核病防治院隶属河北省卫生厅，始建于 1930 年，系全省唯一一所以诊断、治疗结核病及呼吸系统疾病为主的大型专科医院，担负着全省结核病临床、科研、教学工作。医院新建门诊医技楼、病房楼共 6 万余 m²，实现传染区与非传染区明确分离，患者分区就诊，杜绝相互传染。 医院设有结核内科、呼吸内科、肺肿瘤科、胸外科、内镜室等临床医技科室，2008 年结核内科被评为省级重点发展学科。多年来医院研发并引进了省内外结核诊断与治疗领域的先进技术，培养了一批学科技术骨干，奠定在全省结核疾病诊治方面的权威地位。

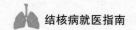

2. 专家简介

李冀文

姓　名	李冀文	性　别	男	年　龄	77 岁
科　室	结核内科	职　称	主任医师	现任职务	技术指导
工作单位	河北省胸科医院			联系电话	
出门诊时间	每周一、二、五			邮　箱	
工作简历	1962 年　毕业于河北医学院，本科 1974 年　开始从事结核及呼吸内科专业工作。历任住院、主治、主任医师 1984 年—2002 年　任该院大内科主任至退休 2002 年退休后受聘于该院结核内科至今				
参加的学术组织及任职	先后参加中国防痨协会、中华医学会结核病学分会，历任河北省结核病学分会暨中国防痨协会、河北省分会副主任委员等职。 　　《临床荟萃杂志》、《河北医药》编委及审稿专家。				
学术成就	在结核科临床一线工作 40 余年基础上撰写并发表该专业学术论文 30 余篇，参编专著 3 部。行《老年肺结核临床及免疫学研究》获省科技进步奖。领导该科室参加国家级科研"全国结核病短程化疗研究"。				
专业特长	结核及呼吸内科疾病诊治。				
给患者的忠告	提高健康意识，重视早期症状，有病及时就诊，坚持规则治疗，力争彻底治愈。				

李志惠

姓　名	李志惠	性　别	女	年　龄	51 岁
科　室	结核一科	职　称	主任医师	现任职务	结核一科主任
工作单位	河北省胸科医院			联系电话	
出门诊时间	每周一、三、五			邮　箱	Lzhihui2011@126.com
工作简历	1983 年 7 月—1986 年 5 月　在石家庄井陉矿务局医院内科工作。 1986 年 6 月至今　河北省胸科医院结核内科工作。				
参加的学术组织及任职	河北省感染学会委员 河北省防痨协会理事 石家庄市结核病学分会副主委				
学术成就	在省内首创经电子支气管镜治疗空洞型肺结核，复治、耐药难治性肺结核，开展电子支气管镜下介入治疗如电刀、氩气刀、冷冻、支气管支架置入、球囊扩张术等，为该省的结核病治疗填补了空白。 　　与北京结核病胸部肿瘤研究所多次合作，作为分中心负责人进行抗结核新药物及护肝药物的研发与临床观察。 　　作为分中心负责人参加了国家"十一·五"科技重大专项课题，重大新药创制《抗结核药物新药临床评价研究技术平台建设》（课题编号 2008ZX09312_ 013），国家 CDC 全球基金《复治肺结核化疗方案》的研究。 　　2010 年 5 月 26 日获河北省医学科技二等奖；2011 年主持河北省科技支撑计划项目《胸水测定 γ - 干扰素释放试验对结核性胸膜炎的临床研究》；《肺泡灌洗液荧光定量 PCR 测定在菌阴肺结核诊断价值》研究。2013 年主持《结核杆菌特异性细胞免疫反应检测试验盒（酶联免疫法）》临床研究。 　　多年来发表论文 30 余篇，主、副编 5 部著作。				
专业特长	一直从事结核病临床一线工作，曾在北京结核病、胸部肿瘤研究所进修学习，擅长结核病诊断、鉴别诊断及治疗，尤其是难治性结核病诊断及规范化治疗，危重症的抢救等。对支气管镜下诊断、介入治疗有很深的造诣。				
给患者的忠告	早期发现，早治疗。得了结核病并不可怕，只要遵照医嘱，严格按照"早期、联合、规律、适量、全程"的原则治疗，绝大多数是能够治愈的。				

谢兰品

姓　名	谢兰品	性　别	女	年　龄	51 岁
科　室	结核内科	职　称	主任医师	现任职务	科主任
工作单位	河北省胸科医院			联系电话	
出门诊时间				邮　箱	xielanpin2010@163.com
工作简历	1978 年 10 月—1982 年 07 月　河北医学院临床医学系读大学 1982 年 08 月—1986 年 03 月　辛集市第一人民医院内科工作，住院医师 1986 年 03 月—1992 年 10 月　石家庄市第五医院传染科工作，住院医师、主治医师 1992 年 10 月至今　河北省胸科医院结核科工作，主治医师、副主任医师、主任医师、教授，任科主任 14 年				
参加的学术组织及任职	第九届、第十届中国防痨协会临床专业委员会委员 第三届河北省医学会结核病学分会常务委员 第四届河北省防痨协会常务理事 第五届、第六届石家庄市医学会结核病专业委员会主任委员				
学术成就	一直从事结核内科临床一线工作，经验十分丰富，擅长诊治各类结核病，在结核病防治专业领域具有较高的学术造诣和影响力。在省内率先开展了多项支气管镜介入诊断技术，提高了菌阴肺结核的确诊率。在全省率先开展了可弯曲电子内科胸腔镜技术，提高了不明原因胸腔积液的确诊率，填补了省内空白。作为项目分中心负责人，承担了数项国家"十一·五""十二·五"传染病重大专项课题。作为首批河北省继续医学教育基地负责人，连续 8 年举办省级继续医学教育项目，连续 3 年举办国家级继续医学教育项目。 　　近 5 年撰写 SCI 论文 2 篇、立项 2 项、完成科技课题 4 项、主编及参编专著 3 部。				
专业特长	支气管镜介入诊断与治疗技术，复治、耐药结核病的诊断与治疗。				
给患者的忠告	重视早期症状，争取做到早期发现肺结核，及时隔离，合理治疗，就是爱自己，也爱他人的表现。				

八、新乡医学院第一附属医院、河南省结核病医院

1. 医院简介

医院全称	新乡医学院第一附属医院、河南省结核病医院
医院详细地址	河南省卫辉市健康路 88 号
就医咨询电话	4402200
就医咨询邮箱	Jiefangke4402277@163.com
医院官方网站	www.xyyfy.com
医院简介	河南省结核病医院自 1950 年起开展结核病的诊疗工作，是河南省该专业最早的专科医院，设有结核病床 300 余张，设四个临床科室以及结核病防治科、结核病研究所等科室，是全国为数不多的大型专科医院。新乡医学院一附院是豫北地区首屈一指的省级三级甲等医院，拥有最先进的医疗设备和强大的专业人才，结核病区现有主任医师 23 人、副主任医师 22 人、硕士研究生 18 人。近年来开展的新技术有：重症肺结核的治疗；难治性包裹性胸膜炎的治疗；经纤支镜及经皮肺穿刺注药治疗耐多药肺结核；脑脊液置换加注药治疗结核性脑膜炎等。相继承担国家级、省部级、科研项目 8 项并取得了相应成果。 　　悠久的历史、精湛的医术、先进的设备、良好的服务、厚重的文化，赢得了省内及周边省份患者及家属的好评。医院对住院患者实行 7%～30% 的减免优惠，对五保户、伤残军人实行免费治疗的惠民政策更是深得民心。

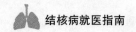

2. 专家简介

刘传宝

姓　名	刘传宝	性　别	男	年　龄	58 岁
科　室	结核内一科、结防科	职　称	副主任医师	现任职务	科主任兼结防科科长
工作单位	新乡医学院一附属（河南省结核病医院）			联系电话	
出门诊时间	门诊部按科室循环排班			邮　箱	无
工作简历	于 1978 年参加工作至今一直就职于河南省结核病医院。历任住院医师、主治医师、副主任医师。1999 年任结核内一科主任至今，2001 年起兼任结防科科长至今。				
参加的学术组织及任职	现任河南省结核病防治专业委员会副主任委员				
学术成就	主编专著两部，发表学术论文 35 篇，获河南省教育厅科研成果一等奖 1 项。				
学术特长	有扎实的结核病专业理论，有较丰富的临床诊疗经验。擅长肺部疾病的鉴别诊断，及肺科急诊救治；尤其是对结核性脑膜炎、包裹性胸膜炎、Ⅱ型肺结核及耐多药肺结核的治疗有较丰富的经验；对肺外结核及肺结核的合并症、并发症的处置亦有较丰富的经验。				
给患者的忠告	治疗结核病要到专业的结核病医院及结防机构做精细化的诊治。				

崔秀琴

姓　名	崔秀琴	性　别	女	年　龄	52 岁
科　室	结核内二科	职　称	主任医师	现任职务	科主任
工作单位	新乡医学院一附院（河南省结核医院）			联系电话	
出门诊时间	每周一至周五			邮　箱	cuixiuqin4402973 @126. com
工作简历	1982 年 9 月—1990 年 7 月　住院医师 1990 年 7 月—1996 年 12 月　主治医师 1996 年 12 月—2010 年 12 月　副主任医师 1997 年 9 月—2000 年 9 月　同济医科大学研究生班学习 2011 年至今　主任医师				
参加的学术组织及任职	河南省健康促进会结核病学分会常务副主任委员 河南省变态反应学会委员 河南省老年医学学术委员会委员				
学术成就	曾获河南省科技厅科研成果三等奖一项、地厅级科研成果奖二等奖二项、参编结核病学专著两部、发表论文 30 余篇专利一项、承担河南省重点科技攻关课题一项。				
学术特长	擅长诊治肺结核、胸膜炎、气胸、肺脓肿、哮喘等肺部疾病，对咯血、呼吸衰竭、结核性脑膜炎、肠结核、腹膜结核的诊治有独到之处。				
给患者的忠告	良好的心态，健康的生活模式。				

来中海

姓　名	来中海	性　别	男	年　龄	46 岁
科　室	结核内三科	职　称	主任医师	现任职务	科主任
工作单位	新乡医学院一附院（河南省结核病医院）			联系电话	
出门诊时间	每月 1~2 次			邮　箱	Lzh_ 2029@163.com
工作简历	1989 年　毕业于新乡医学院，毕业后一直从事结核病诊治工作至今 1994 年　晋升为主治医师 1999 年　获得河北医科大学内科学硕士学位 1999 年　晋升为副主任医师 2005 年　晋升为主任医师				
参加的学术组织及任职	河南省防痨协会第四届理事会理事 河南省全民健康促进会结核病防治专业委员会首届委员会副主任委员 河南省农村居民重大疾病医疗保障专家组成员				
学术成就	该院中青年业务骨干。发表专业学术论文 30 余篇。专著 4 部。				
学术特长	结核病的诊断、鉴别诊断与综合治疗等。				
给患者的忠告	结核病能防能治，科学诊疗还你健康之躯。				

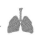

九、陕西省结核病防治院

1. 医院简介

医院全称	陕西省结核病防治院——陕西省第五人民医院
医院详细地址	西安市长安区太乙宫街办上湾村甲字 1 号
就医咨询电话	029 – 85899052
就医咨询邮箱	shaanxijh@ 163. com
医院官方网站	shaanxijh@ 163. com
医院简介	陕西省结核病防治院、陕西省第五人民医院是省内规模最大的结核病专科医院，系省卫生厅直属三级甲等专科医院。诊疗范围以结核内科和胸外科为主，承担全省结核病预防、诊断、治疗、科研、教学、管理以及周边社区 30 多万群众的综合医疗服务工作。 　　医院创建于 1958 年，位于西安市长安区太乙宫境内，距市中心 25 公里，占地 170 余亩，医疗区建筑面积共 2.01 万 m^2，编制床位 800 张。现有职工 479 人，专业技术人员 386 人，占职工总数的 80%。高级职称 61 人，中级职称 82 人，初级职称 294 人。医疗队伍结构合理，是省、市医疗保险定点专科医院。 　　近三年来，申报课题 32 项，医院现参与国家"十一·五"重大科研课题 4 项，"十二·五"重大科研课题 2 项。中标"十一·五"、"十二·五"省科委课题 4 项；省卫生厅课题 2 项；医务人员发表科研学术论文百余篇。 　　医院开设了复治难治性结核、耐药性结核、脊柱、骨关节结核、难治性肺结核外科治疗、脓胸、包裹性胸膜炎、淋巴结核诊、腹腔结核诊疗专科、女性生殖系统结核、结核性脑膜炎等特色诊疗专科。 　　在结核病诊疗方面，开展结核菌快速培养及药敏试验、结核菌 DNA 定量检测，经纤维支气管镜介入治疗空洞性肺结核，低频超声靶位透药新技术取得较好疗效，对难治性、耐多药结核的治疗有独到之处。 　　医院拥有螺旋 CT、500 mA 带影像系统 X 光机、床旁 X 光机、BACTEC960 结核菌快速培养仪、荧光定量 PCR 仪、全自动生化分析仪、血液培养仪、菲利普彩超、电子支气管镜、呼吸机等一大批国外进口先进医疗设备。 　　医院坚持以患者为中心、以质量为核心的办院宗旨，秉承求真务实、团结奋斗、廉洁奉献、与时俱进的医院精神，荣获全国卫生系统先进集体、中国最佳特色诊疗专科医院、陕西省白求恩精神奖等荣誉称号。 　　医院接诊各地来陕就诊的结核病患者和复诊患者，并随诊登记、规范管理、追踪治疗。 　　我们承诺以优质的服务对待每一位患者，市区住院患者免费车接。欢迎广大患者咨询和就诊。

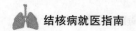

2. 专家简介

刘锦程

姓　名	刘锦程	性　别	男	年　龄	54 岁
科　室	院办	职　称	主任医师	现任职务	院长
工作单位	陕西省结核病防治院			联系电话	
出门诊时间	周一至周五早上 8：00 ~ 12：00 下午 2：30 ~ 5：00			邮　箱	liujc0806@ sina. com
工作简历	1979 年 9 月—1984 年 7 月　在西安医科大学医疗系上学 1984 年 7 月—2009 年 6 月　在陕西省肿瘤医院工作 2009 年 6 月至今　在陕西省结核病防治院工作				
参加的学术 组织及任职	中国抗癌协会食管癌专委会常委 西部肺癌研究协作中心副主委 陕西省医疗器械协会会长 陕西省医学会外科分会副主委 陕西省医学会肿瘤分会常委 陕西省抗癌协会常务理事 陕西书画艺术研究院常务理事 生物标志专委会委员 《中华医学实践杂志》常务编委 《中华医学研究与临床》编委 《抗癌》杂志编委				
学术成就	获国家专利 2 项。牵头组织院内专家配合国家"十二·五"国家科技重大专项课题《耐药结核病治疗方案的研究》和《结核病中西医结合治疗方案的研究》实施工作，主持省级课题 3 项，参与省厅级课题十余项，参与编著著作 3 部。发表论文 30 余篇。				
学术特长	从事胸外科临床工作 30 余年，擅长胸外科疑难疾病的诊断、手术治疗，对各种结核空洞、结核球、结核性脓胸、支气管胸膜瘘、结核性毁损肺的手术治疗有丰富的经验，对食管癌、肺癌及纵隔肿瘤的诊断有独到的经验。				
给患者的忠告	结核病患者要对自身疾病有正确的认识，肺结核已不再是不治之症了，患者应以乐观精神和积极态度，做到坚持按时按量服药，完成规定的疗程，就会取得较好的疗效。				

牛国强

姓 名	牛国强	性 别	男	年 龄	56 岁
科 室	院办	职 称	副主任医师	现任职务	业务副院长
工作单位	陕西省结核病防治院			联系电话	
出门诊时间	周一至周五早上8：00～12：00 下午2：30～5：00			邮 箱	tbniuguoqiang@126.com
工作简历	1981年8月—1989年2月 陕西山阳县防疫站 1989年3月至今 陕西省结核病防治院				
参加的学术 组织及任职	中华医学会结核病学分会常委 陕西防痨协会常务副理事长 陕西呼吸与结核学分会副主任委员				
学术成就	参与编写《临床结核病学》、《中西医结合实用内科学》。参与中华医学会编著《临床诊疗指南——结核病分册》工作。牵头组织院内专家配合国家结核病临床中心实施国家科技重大专项课题《耐多药结核病治疗新方案的研究》和《复发肺结核治疗方案的研究》实施工作，牵头组织院内专家配合国家"十二·五"国家科技重大专项课题《耐药结核病治疗方案的研究》和《结核病中西医结合治疗方案的研究》实施工作，主持开展省科委课题一项，撰写发表论文10余篇。				
学术特长	擅长难治性肺结核病、耐多药结核病、结核性脑膜炎、糖尿病合并肺结核等的临床治疗。				
给患者的忠告	结核病患者房间要阳光充足，保持空气流通，患者被服、用具等要定期消毒，建议患者在结核专科医院接受正规治疗及住院隔离，减少对家中人员及其他人的传染机会。				

陈其亮

姓　名	陈其亮	性　别	男	年　龄	52 岁
科　室	外科医务科	职　称	副主任医师	现任职务	医务科长兼外科主任
工作单位	陕西省结核病防治院			联系电话	
出门诊时间	周一至周五早上8：00～12：00 下午2：30～5：00			邮　箱	Chenqiliang2012 @126.com
工作简历	1988年至今　陕西省结核病防治院从事结核外科临床诊断、治疗工作				
参加的学术组织及任职	陕西省防痨协会理事 陕西省医学会胸心外科委员 陕西省医学会外科学组委员 陕西省康复医学会理事				
学术成就	牵头组织院内专家配合国家"十二·五"国家科技重大专项课题《耐药结核病治疗方案的研究》和《结核病中西医结合治疗方案的研究》实施工作，主持开展省科委课题一项，撰写发表论文10余篇。				
学术特长	从事结核病外科诊治二十五年，擅长肺结核的外科治疗，对各种类型空洞型肺结核、结核性脓胸、支气管胸膜瘘、结核性毁损肺的手术治疗有独特的诊疗经验。擅长脊柱结核的手术治疗，对多发部位合并截瘫的脊柱结核的手术治疗经验丰富。对淋巴结核、腹腔结核等肺外结核的手术治疗也有丰富的诊疗经验。特别对淋巴结核合并寒性脓肿患者施行病灶彻底清除切口一期愈合率达98%，为合并寒性脓肿的淋巴结核诊治探索出了宝贵的经验。从医20多年共为1600多例结核病患者实施了手术治疗。				
给患者的忠告	结核病患者一定要保持良好的心态，积极配合医生进行治疗，多摄入高蛋白、高热量、高维生素、易消化的食物，戒烟禁酒，并且要加强锻炼，增强自身免疫能力。				

十、新疆维吾尔自治区胸科医院

1. 医院简介

医院全称	新疆维吾尔自治区胸科医院
医院详细地址	新疆乌鲁木齐市天山区延安路 106 号
就医咨询电话	0991－2863016
就医咨询邮箱	
医院官方网站	http：//www.xjxkyy.com
医院简介	新疆维吾尔自治区胸科医院是集医、教、研为一体的三级甲等专科医院，是全疆结核病防治临床中心，承担全疆疑难危重结核病的诊治、结核病培训及科研教学等工作。现有职工 543 人、开放床位 516 张，设 16 个临床、7 个医技科室，年门诊 7.3 万人次、住院患者 1.1 万人次、手术 1100 余例。医院专科特色为各类结核病的诊断及治疗，特别是耐药肺结核、肺外结核病、肺结核并发症的诊疗均已形成地区品牌和特色。医院开展的耐药结核病诊疗、结核病实验室快速诊断、支气管镜、放射介入治疗、胸外科微创手术等诊疗技术均处于全疆领先水平。

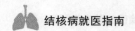

2. 专家简介
接　力

姓　名	接力	性　别	女	年　龄	62 岁
科　室	结核 2 科	职　称	主任医师	现任职务	结核 2 科名誉主任
工作单位	新疆维吾尔自治区胸科医院			联系电话	0991 – 7500491
出门诊时间	每周一、三上午			邮　箱	Jieli1952sina. com
工作简历	1977 年 10 月至今　在新疆胸科医院结核科工作				
参加的学术组织及任职	任中国防痨协会结核分会临床中西医结合分会理事 任中国防痨协会结核分会临床颅脑分会理事 任中国纤维支气管镜协会新疆分会理事 任中国防痨协会新疆分会理事 任新疆医学会结核分会副主任委员 曾任新疆医学会呼吸分会会员 曾任新疆医学会艾滋病性病分会委员				
学术成就	2009 年至今先后承担国家级"十一·五"、"十二·五"重大传染病科研课题分中心项目 6 项，现已结题 3 项。				
学术特长	从事结核病临床一线工作 37 年，对重症、难治、耐多药肺结核，各类型结核性脑膜炎、肺外结核病、呼吸系统各类疾病的诊断、鉴别诊断及治疗有丰富经验。				
给患者的忠告	结核病的早期治疗十分重要，坚持规律用药，坚持完成疗程，配合医生、定期复查，不随地吐痰，养成良好卫生习惯，树立战胜疾病的信心。				

车 勇

姓　名	车勇	性　别	男	年　龄	50 岁
科　室	胸外二科	职　称	主任医师	现任职务	胸外二科主任
工作单位	新疆维吾尔自治区胸科医院			联系电话	0991－7500565
出门诊时间	每周三			邮　箱	cyxjxkyy@ sina. com
工作简历	1987 毕业于新疆医学院，长期从事胸外科工作，分别于 1994 年、2008 年在上海肺科医院，胸外科学习一年余，2005 年晋升主任医师，自 2003 年起历任医教科主任、普外科主任、胸外二科主任、手麻科主任，目前任胸外二科主任。				
参加的学术组织及任职	全国防痨协会外科分会委员 新疆胸心外科分会常务理事 新疆医师协会理事 新疆保健委员会委员 新疆外科专业委员会委员 新疆医疗事故技术鉴定专家 新疆重点学科评审专家 新疆高级专业技术职务任职资格评审委员会专家 乌鲁木齐市医师协会常务理事 乌鲁木齐市医疗事故鉴定专家				
学术成就	从事胸外科临床、教学与科研工作二十余年，率先在新疆开展胸腔镜肺叶切除术、胸腔镜解剖肺段切除术、胸腔镜肺癌根治术、胸腔镜全肺切除术、胸腔镜纵隔肿瘤切除术，近两年相继又开展单操作孔胸腔镜肺叶切除术、纯单孔胸腔镜肺叶切除术，其中三项技术位列全疆、西北及全国领先水平。发表文章：《小切口肺叶切除术临床体会》、《胸腔镜手术应用体会》、《106 例小切口胸膜剥脱术应用》、《全胸腔镜肺叶切除 68 例临床资料分析》、《全胸腔镜肺叶切除治疗继发性肺结核 37 例临床资料分析》。				
学术特长	擅长胸部微创治疗，难治性肺结核的外科治疗及肺部肿瘤的综合规范化治疗。				
给患者的忠告	早诊断、早治疗是防病、治病的关键。				

关文龙

姓 名	关文龙	性 别	男	年 龄	43 岁
科 室	结核一科	职 称	主任医师	现任职务	结核一科主任
工作单位	新疆维吾尔自治区胸科医院			联系电话	0991 – 7500448
出门诊时间	每周一下午			邮 箱	18999918582@189.cn
工作简历	1994 年毕业于北京医科大学医疗系。先后于综合科、急诊科、内窥镜室、结核科工作。期间先后于上海肺科医院、新疆医科大学第一附属医院ICU、广州胸科医院、广州呼吸病研究所进修学习。				
参加的学术组织及任职	中华医学会结核分会临床学组委员 新疆医学会结核分会委员 新疆医学会感染分会委员				
学术成就	2013 年参与中华医学会结核分会《临床诊疗指南——结核病分册》编写工作。2008—2013 年，发表《艾滋病并发结核的营养治疗》、《利福平治疗空洞型肺结核疗效观察》、《支气管镜下抢救大咯血患者的体会》、《经支气管镜电烧灼治疗气管、支气管结核 126 例》、《无痛支气管镜介入球囊扩张治疗气管结核性狭窄 40 例安全性分析》、《支气管镜下冷冻治疗支气管结核 32 例临床观察》。				
学术特长	从事结核病临床和基础方面的研究 18 年，擅长于结核病的诊断与治疗，尤其对耐多药难治性肺结核、结核性胸膜炎、结核性脑膜炎等的诊治具有较深的造诣，擅长支气管镜下各类介入治疗。承担了医院及全疆结核病诊治的培训任务。				
给患者的忠告	信任、理解、关爱、健康。				

周旭东

姓 名	周旭东	性 别	男	年 龄	58 岁
科 室	胸外一科	职 称	主任医师	现任职务	胸外一科主任
工作单位	新疆维吾尔自治区胸科医院			联系电话	0991－7500391
出门诊时间	每周一、五上午			邮 箱	Xjxiongwaike@ yeah. net
工作简历	1983 年 9 月—1997 年 1 月　新疆胸科医院胸外科从事结核外科和普胸外科的临床实践与教学工作 1997 年 1 月至今　新疆胸科医院担任胸外科主任				
参加的学术组织及任职	中华心胸血管外科学会新疆分会常务委员				
学术成就	在结核外科与普胸外科领域承前启后，使该专业不断开拓、发展。是胸外科 4 项卫生厅青年科研基金项目的指导老师，发表该专业论文 10 余篇。				
学术特长	擅长各类肺结核的外科手术治疗，在难治性肺结核、毁损肺及低肺功能肺切除方面有丰富的临床经验，在肺癌的诊治方面也有独到之处，还擅长呼吸系统疾病的诊断与鉴别诊断。				
给患者的忠告	正视结核、坚持治疗、战胜顽症、重获健康。				

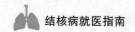

十一、安徽省胸科医院

1. 医院简介

医院全称	安徽省胸科医院
医院详细地址	安徽省合肥市蜀山区绩溪路 397 号 邮政编码：230022
就医咨询电话	0551－63636374（门诊）
就医咨询邮箱	Ahsxkyy@163.com
医院官方网站	http：//www.anhuitb.com
医院简介	安徽省胸科医院是隶属于安徽省卫生厅的二级卫生事业单位，是安徽省唯一一所集呼吸系疾病防、治、研、宣、教于一身的省级专科医院，是安徽省结核病防治研究所的临床治疗中心，是安徽医科大学教学医院、上海市心血管病研究所、上海市肺科医院协作医院。医院占地 38 425 余 m^2，总建筑面积 35 591 余 m^2，开放病床 900 张，设有急诊医学科、结核病科、心胸外科、胸外科、外科、内科、呼吸内科、肿瘤科、肿瘤放疗科、手术室、麻醉科、微波治疗室、呼吸介入科、肺功能检测室、B 超室、心电图室、医学影像科、病理科、检验科等临床医技科室。主要开展结核病、胸肺部肿瘤、心血管疾病、呼吸系统其他疾病的内、外科、介入、放射治疗以及普内、普外科疾病。

2. 专家简介

李 孳

姓 名	李孳	性 别	女	年 龄	57 岁
科 室	结核科	职 称	主任医师	现任职务	行政主任
工作单位	安徽省胸科医院			联系电话	
出门诊时间	每周 1~2 次，时间不定			邮 箱	Lizi0966@ sina. com
工作简历	1982 年 8 月皖南医学院临床医学专业毕业，分配至安徽省肺科医院（现胸科医院）工作至今。1999 年晋升主任医师。现任省胸科医院"结核科专家组"组长。安徽省临床重点专科学科带头人。				
参加的学术组织及任职	安徽省医学会结核病分会常委 安徽省突发事件应急处置专家咨询委员会委员 安徽省医院感染管理委员会委员 安徽省养生保健研究会常务理事 安徽省防痨协会理事 《安徽防痨》编委				
学术成就	在国内及省内专业期刊发表论文 20 余篇，2008 年曾参与"世界银行肺病综合项目"的实施。每年都在国家级和省级"结核病诊疗进展"继教班授课，曾任全国第五次结核病流调安徽省专家技术组副组长，多次参加省内结核病暴发流行等突发公共卫生事件的现场处置工作。 　　2004 年被安徽省政府授予"劳动模范"称号。安徽省第十届、十一届政协常委。				
学术特长	毕业后至今，一直从事结核病临床工作。对各种类型的肺结核病，合并全身各种疾病的难治性结核病、结核性脑膜炎、骨结核、淋巴结结核，特别是耐药性肺结核等诊治方面积累了丰富的临床经验。				
给患者的忠告	遵医嘱服药，定期复查。				

吕莉萍

姓　名	吕莉萍	性　别	女	年　龄	55 岁
科　室	呼吸介入科	职　称	主任医师	现任职务	科主任
工作单位	安徽省胸科医院			联系电话	
出门诊时间	周一至周五			邮　箱	Lvliping1759@ sina. com
工作简历	1983 年 8 月—1991 年 5 月　安徽省胸科医院（原安徽省肺科医院）儿科 1991 年 5 月—2002 年 10 月　呼吸内科 2002 年 10 月—2006 年 10 月　门诊部、纤支镜室主任 2003 年 4 月—2004 年 5 月　安徽省胸科医院"非典"防治办公室主任 2006 年 10 月至今　呼吸介入科任科主任				
参加的学术组织及任职	首届卫生部内镜专业技术委员会、呼吸内镜考评委员会专家 中国支气管病及介入肺脏病学会会员 中国抗癌协会肿瘤介入专业委员会呼吸内镜分会委员 安徽省抗癌协会内镜专业委员会主任委员 安徽省医学会肿瘤内科专业委员会委员 安徽省干部医疗保健委员会会诊专家				
学术成就	发表论文近三十篇。主持省卫生厅课题一项、参与省教育厅课题两项。				
学术特长	从事呼吸内科临床工作近三十年。具有丰富的专业理论及临床工作经验，对呼吸系统常见病、多发病及疑难病症的诊疗；肺癌的早期诊断；结核病及耐多药结核病的治疗及支气管镜技术支持下的介入性肺脏病学有较深入的研究。尤其对气道腔内病变的诊疗有独到之处。率先在省内开展了支气管镜介导下的"球囊括张气道成形术"、"支气管肿瘤的腔内摘除术"及"利用电热消融技术治疗气道内病变"。				
给患者的忠告	理性面对疾病，积极配合医师采取科学、有效及合理的治疗方案，相互理解和相互信任是医患和谐的前提。				

李东方

姓 名	李东方	性 别	女	年 龄	57 岁
科 室	结核科	职 称	主任医师	现任职务	科主任
工作单位	安徽省胸科医院			联系电话	
出门诊时间	自 2013 年 10 年起专家门诊时间为每 8 天一次，2 月 7 日、15 日、23 日等，以此类推			邮 箱	li－dongfang@163.com
工作简历	1982 年 7 月毕业分配到安徽省胸科医院工作至今，从事呼吸内科、结核科临床工作三十多年，1999 年晋升为主任医师。曾在上海肺科医院进修学习。				
参加的学术组织及任职	中华医学会结核病学分会临床学组委员 安徽省结核病学会常委 安徽省肺癌协会委员 安徽省抗癌协会内镜专业学会委员 安徽省保健会诊专家 安徽省耐多药结核病治疗专家组组长 安徽省医疗事故鉴定委员会成员 安徽医科大学兼职教授				
学术成就	科研课题《猫爪草外敷辅助抗结核药治疗颈淋巴结结核》、安徽省卫生厅科研项目（编号 09C196）课题负责人。认真按课题要求工作、如期结题，达到预期效果。在省内率先开展了纤维支气管镜介入药物栓塞治疗肺结核空洞的新技术，对肺结核空洞的治疗取得了良好的疗效。先后参加了全国胸部疾病协作组多项科研课题的研究。参与《耐多药结核病治疗新方案的研究》、《复发性结核病治疗的研究》、《复治结核病化学治疗新方案的研究》等课题工作。发表论文 35 篇，其中 6 篇获安徽省优秀论文奖。				
学术特长	对急慢性支气管炎，肺炎、肺心病、支气管扩张、急慢性呼吸衰竭等多种呼吸道常见病、疑难病、急危重症的救治有丰富的经验。擅长于耐多药肺结核、糖尿病合并肺结核、粟粒型肺结核、支气管结核、淋巴结结核、结核性胸、腹膜炎的治疗，特别是对结核性脑膜炎的抢救和治疗有独到的经验，成功救治过众多急、重、病危的结核性脑膜炎患者。				
给患者的忠告	医生是人们健康守护者，我愿为人们扬帆远航的生命之舟保驾护航。				

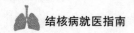

十二、重庆医科大学附属第一医院

1. 医院简介

医院全称	重庆医科大学附属第一医院
医院详细地址	重庆市渝中区友谊路 1 号
就医咨询电话	023 – 89012356
就医咨询邮箱	重庆医科大学附属第一医院呼吸内科邮箱：1420617078@qq.com
医院官方网站	http：//www.hospital – cqmu.com/index.php（重庆医科大学附属第一医院） http：//www.hospital – cqmu.com/k/hxk/pub _ view.php? id = 461&pid = 17（重庆医科大学附属第一医院呼吸内科）
医院简介	1957 年由上海第一医学院（现复旦大学医学院）分迁来渝创建，经 50 多年的建设和发展，已成为重庆市规模最大、设备最先进、技术实力最强，集医疗、教学、科研为一体的重点大型综合性医院，全国首批三级甲等医院和百佳医院，由院本部、3 个分院、7 个托管医院组成。院本部开放床位 2000 余张，有国家重点学科 3 个、国家临床重点专科 11 个，2010 年度全国医院统计源检索论文总数排名居第 6 位。 　　肺科现更名为呼吸内科（含结核专业组）是国家临床重点专科，博士和硕士学位授权点，开设病房 3 个、床位 200 张，其中结核病房 1 个、床位 32 张，结核病门诊年均 5000 人次，住院年均 800 ~ 1000 人次。建科 50 年来，坚持结核病的医疗、教学和科研，取得丰硕成果和丰富的临床诊疗经验，是全国最早成立的抗结核药临床试验基地之一，先后承担和参加了国家"十五"结核病攻关课题 1 项（副组长单位），"十一·五"结核病重大科技专项课题 3 项，"十二·五"重大科技专项课题 2 项，发表结核相关论文 400 余篇，科技成果奖 7 项，出版结核和涉及结核内容的学术专著 31 部。

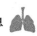

2. 专家简介
罗永艾

姓　名	罗永艾	性　别	男	年　龄	71 岁
科　室	呼吸内科	职　称	教授	现任职务	
工作单位	重庆医科大学附属第一医院			联系电话	
出门诊时间	周二上午、周四下午、周六上午			邮　箱	
工作简历	1965 年毕业于重庆医学院（现名重庆医科大学）医学系 5 年制本科，1981 年呼吸内科硕士生毕业，在重庆医科大学附属第一医院呼吸内科长期从事医疗、教学和科研工作，擅长结核病和呼吸内科疾病的诊断与治疗。曾任呼吸病研究室副主任、科室副主任，现任教授，博士研究生导师。				
参加的学术组织及任职	历任学术职务： 国际防痨和肺病联盟会员 中华医学会结核病学分会常委 国家新药评审专家 国家自然科学基金评审专家 重庆市医学会结核专委会主任委员 《中华结核和呼吸杂志》常务编委 《中国实用内科杂志》常务编委 《临床肺科杂志》副主编 《国际内科学杂志》（原国外医学内科学分册）编委 《医药导报》（杂志）编委 《中国呼吸和危重监护杂志》编委				
学术成就	两次荣获重庆市学术带头人称号。荣获科技进步奖 6 项。曾担任国家"十五"攻关课题和国家""十一·五"科技重大专项课题各 1 项（均任副组长）。发表学术论文 130 余篇，编写学术专著 20 部（主编 7 部，参编 13 部）。				
学术特长	肺结核的诊断，化学治疗及免疫治疗。				
给患者的忠告	希望结核病患者朋友，不要悲观、要有信心、有耐心，配合医生、早诊断、早治疗，规范治疗、彻底治疗，共同战胜结核病。				

郭述良

姓　名	郭述良	性　别	男	年　龄	47 岁
科　室	呼吸内科	职　称	教授	现任职务	科主任
工作单位	重庆医科大学附属第一医院			联系电话	
出门诊时间	每周三全天			邮　箱	GUOSL999@ sina. com
工作简历	1993 年　重庆医科大学附属第一医院呼吸科任住院医师 1995 年　重庆医科大学附属第一医院呼吸科任主治医师、讲师 2000 年　重庆医科大学附属第一医院呼吸科任副主任医师、副教授 2001 年　任科副主任 2007 年　重庆医科大学附属第一医院呼吸科任主任医师 2009 年　重庆医科大学附属第一医院呼吸科任教授 2011 年　任科主任				
参加的学术组织及任职	国家自然科学基金评审专家 国家食品药品监督管理局新药评审专家 科技部国际科技合作项目评审专家 中华医学会医疗鉴定专家库成员 中华医学会结核病学分会常委 中华医学会呼吸病学分会青年委员 中华医学会卫生学分会临床与预防专委会委员 中华老年学学会老年医学委员会呼吸危重症专家委员会委员 中国医师协会呼吸分会委员 重庆市防痨协会副理事长暨临床专业委员会主任委员 重庆医学会呼吸专业委员会副主任委员 重庆市司法鉴定专家 《中华结核和呼吸杂志》、《中国实用内科杂志》、《国际呼吸杂志》、《The Clinical Respiratory Journal》等 10 家杂志编委或特约审稿专家				
学术成就	一、获得科研课题 6 项，其中国家级课题 3 项： 　1. "结核病治疗新技术的研究"之子课题——经气管镜肺部介入治疗药物缓释给药系统的研究（国家"十二·五"科技重大专项，2012ZX10003009，子课题任务负责人）。 　2. 耐药结核病治疗用噬菌体制剂的研究（国家"十一·五"科技重大专项，2008ZX1003－016，分课题负责人）。 　3. DC－SIGN 分子删除对结核病发生与转归影响实验研究（国家自然科学基金，30571653，项目负责人）。				

续表

学术成就	4. 弥漫性肺浸润病因诊断研究（重庆市卫生局重点项目，渝卫科教〔2008〕45 号文 2008 - 1 - 1，课题负责人）。 5. RNA 干扰序列 NP1496 抑制流感病毒复制体内外实验研究（重庆市科委基金，渝科发计字〔2004〕54 号 87，项目负责人）。 6. DC - SIGN 分子删除对结核病发生与转归影响实验研究（重庆市卫生局，05 - 2 - 113，项目负责人）。 二、获奖情况： 1. 2013 年荣获重庆市卫生局科技进步二等奖。 2. 2013 年荣获重庆市政府自然科学奖三等奖。 3. 2010 年荣获重庆市医学会学术成就奖。 4. 2007 年荣获中国医师协会第四届中国医师奖。 5. 2002 年荣获重庆市政府科技进步二等奖。 6. 1999 年荣获重庆市卫生局科技进步三等奖。 三、共计发表论文近 100 篇，其中 SCI 论文 13 篇。 四、出版著作及教材 7 部： 《传染性非典型肺炎》、《结核病治疗学》、《临床结核病学》、《呼吸系统疾病诊断与误诊分析》、《呼吸疾病鉴别诊断》、"十二·五"普通高等教育本科国家级规划教材、《实用呼吸急诊手册》。 五、获得专利 5 项，已授权 1 项： 一种用于慢性阻塞性肺疾病严重程度风险评估的简易印章、二氧化碳重复呼吸器、持续气囊压力监测报警器、一次性使用模拟肺。
学术特长	擅长呼吸危重病救治、机械通气、肺病的介入诊治（包括经支气管动脉、气道及胸腔），耐药结核综合治疗，慢性咳嗽诊治。
给患者的忠告	坚持早期、规律、足量、足疗程充分治疗，避免过度劳累，保证充足睡眠是结核病治疗成功的关键。

黎友伦

姓　名	黎友伦	性　别	男	年　龄	48 岁
科　室	呼吸和危重症医学科	职　称	主任医师	现任职务	无
工作单位	重庆医科大学附属第一医院			联系电话	
出门诊时间	周五全天			邮　箱	Liyoulun83@163.com
工作简历	1989 年 7 月至今　重庆医科大学附属第一医院呼吸科工作				
参加的学术组织及任职	中华医学会会员 中国医师协会会员 重庆市哮喘联盟会员 重庆市结核和防痨协会会员和理事				
学术成就	获得重庆市卫生局课题、参与国家"十一·五"和国家"十二·五"最大传染病专项课题"复治结核病治疗方案研究"等基金资助。参加多项药物临床试验研究。发表学术论文 30 余篇，参编著作《呼吸系统疾病诊断和误诊分析》、《临床肺科手册》、《呼吸内科急诊手册》三部。				
学术特长	从事呼吸内科临床工作 20 多年，尤其在复治和耐药结核病的诊断和治疗、肺癌的早期诊断及综合治疗方面具有较扎实基础；对间质性肺病、重症肺炎、呼吸衰竭、胸腔积液、呼吸危重症的诊治以及呼吸系统少见病和疑难病的诊治等方面具有丰富的临床诊治经验。对支气管镜的应用、肺穿刺活检、支气管动脉介入治疗等操作技术熟练掌握。				
给患者的忠告	我的工作需要患者的配合及督促。				

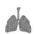

十三、重庆市公共卫生医疗救治中心

1. 医院简介

医院全称	重庆市公共卫生医疗救治中心
医院详细地址	重庆市沙坪坝区歌乐山保育路 109 号
就医咨询电话	023 – 65501234
就医咨询邮箱	QQ 群：重庆结核病咨询平台 231419349、 重庆市结核病质控中心 240039566
医院官方网站	http：//www. cqgwzx. com/
医院简介	中心始建于 1943 年，具有七十周年诊治结核病历史。是重庆市唯一的市级传染病医疗中心，集传染病医、教、研为一体。目前编制床位 800 张、开放床位 620 张、设有结核科病房八个。是重庆市结核病治疗中心和医疗质量控制中心、重庆市耐多药结核病治疗定点医院、重庆市艾滋病治疗定点医院和质控中心、重庆市呼吸道传染病质控中心。拥有一大批传染病临床专家和先进设备，对结核病、艾滋病、肝病等传染病拥有深长的治疗历史和丰富的临床经验，尤其对各种重症结核、耐药肺结核、结核性脑膜炎以及结核病相关性疾病的诊治有独到之处。

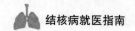

2. 专家简介

严晓峰

姓　名	严晓峰	性　别	女	年　龄	52 岁
科　室	结核科	职　称	主任医师	现任职务	业务院长
工作单位	重庆市公共卫生医疗救治中心			联系电话	
出门诊时间	每周二全天			邮　箱	2429918342@qq.com
工作简历	1984 年 8 月—1987 年 4 月　重庆市南桐矿务局中心医院外科工作 1987 年 5 月　重庆市公共卫生医疗救治中心（先后叫重庆市第一结核病院、重庆市胸科医院）工作 1997 年　任科室主任 2006 年　任医务部主任 2008 年　任业务院长				
参加的学术组织及任职	中国医师协会呼吸医师分会委员 中国防痨协会结核性脑膜炎学组委员 重庆市医学会结核病专业委员会副主任委员 重庆市医学会呼吸疾病专业委员会副主任委员				
学术成就	从事结核病诊治工作近 30 年。参与国家科技重大专项子课题（任该单位项目负责人）5 项；主持申报市级科研项目多项，其中重点项目一项。书写论文近 20 篇。参与编著《实用呼吸急诊手册》（罗永艾，重庆出版社出版）。				
学术特长	各类结核病及相关性疾病。				
给患者的忠告	信任医生，遵从医嘱。				

蒋明英

姓　名	蒋明英	性　别	女	年　龄	51 岁
科　室	结核三科	职　称	主任医师	现任职务	科主任
工作单位	重庆市公共卫生医疗救治中心			联系电话	
出门诊时间	每周一			邮　箱	591641804@ qq. com
工作简历	1983 年　大学毕业后，一直在重庆市公共卫生医疗救治中心从事结核病的治疗和研究工作 1992 年　在重庆医科大学附二院呼吸科进修，曾多次参加全国结核病诊治进展学习班学习 2006 年　晋升为主任医师				
参加的学术组织及任职	中华医学会中西医结合委员会结核专委会副主任委员 重庆市高级职称评审委员会委员 防痨协会会员				
学术成就	先后参加全国多项重大科研课题研究，目前正主持该院全国"十二·五"重大科研课题《耐药肺结核病中药治疗方案研究》2012zx10005 - 008 - 016。先后撰写学术论文数十篇。				
学术特长	各种结核病，特别是耐药结核病；结核性胸膜炎（包裹性积液、积脓）。				
给患者的忠告	相信科学。				

蒋克珉

姓　名	蒋克珉	性　别	女	年　龄	72 岁
科　室	专家门诊	职　称	主任医师	现任职务	
工作单位	重庆市公共卫生救治中心			联系电话	
出门诊时间	周一			邮　箱	
工作简历	1965 年 8 月　毕业于华西医科大学，赴甘孜藏族自治州，在雅江县、道孚县从事临床工作 1972 年—1978 年　在甘孜藏族自治州卫生学校教学、从事临床工作 1978 年—1987 年　在甘孜藏族自治州人民医院从事临床工作 1988 年至今　在重庆市公共卫生救治中心（重庆市第一结核病医院、重庆市胸科医院）从事临床工作。曾任业务副院长				
参加的学术组织及任职	中华医学会重庆分会结核病专委会，曾任第五届、第六届副主任委员 中华医学会重庆市沙坪坝区分会，曾任理事 中国预防医学会重庆分会，曾任理事 中国防痨协会会员				
学术成就	在大内科的基础上，专攻结核病复治、难治、耐多药及广泛耐药的研究。对结核病患者的免疫调节机制有一定的研究。曾引领"结核因子"科研课题；"人胎胸腺素对结核病患者外周血 T 细胞亚群影响"的研究，曾获四川省科学进步奖、重庆市医学三等奖。尝试了植物激素对结核菌快速培养的研究。著学术论文五十余篇，多次在全国及市、院学术会上交流，其中发表的十余篇。				
学术特长	初治、复治、难治结核病。结核病合并糖尿病等并发症治疗。				
给患者的忠告	早发现，早正规治疗。听从医生劝告，用综合措施面对疾病，防止耐药发生。治好一个人，幸福一家人。				

十四、内蒙古自治区第四医院

1. 医院简介

医院全称	内蒙古自治区第四医院
医院详细地址	呼和浩特市机场路与 110 国道连接路中段
就医咨询电话	0471——2318300；2317342；2317376
就医咨询邮箱	xuligang626@126. com
医院官方网站	www. nmdsyy. com
医院简介	内蒙古自治区第四医院（自治区突发公共卫生事件医疗救治中心）是根据自治区人民政府专题会议纪要（［2003］25 号）精神，由内蒙古 SARS 救治中心与原内蒙古胸科医院合并组建而成，自治区结核病防治研究所并设其中的自治区级传染病医院。主要负责结核病、SARS 病等呼吸道传染病，肝炎、痢疾等消化道传染病以及虫媒传染病、经血液和性等途径传播的传染性疾病的防治工作；负责重大食物、职业中毒、群体不明原因疾病、各种自然灾害引发疾病的医疗救治工作。是以传染病防治为主，"大专科、小综合"的全区处理突发公共卫生事件医疗救治、传染病防治的医疗、科研、培训、技术指导中心。 　　2007 年，医院与卫生部直属传染病救治机构北京地坛医院建立了长期协作关系，成为自治区首家与国家级传染病医疗机构开展合作的医疗单位。 　　医院预设床位 600 张，按照"平战结合"的原则，目前设置床位 350 张。拥有核磁共振、64 排 CT、数字 X 光机、数字平板血管造影机、全自动生化检验系统、高压氧舱等先进的大型医疗设备。医院占地面积 33. 4 万 m²，建筑占地面积 1. 2 万 m²。现有在职职工 439 人，其中高级职称 67 人，中级职称 87 人。

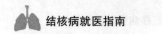

2. 专家简介

高 飞

姓　名	高飞	性　别	女	年　龄	52 岁
科　室	内　科	职　称	主任医师	现任职务	业务副院长
工作单位	内蒙古第四医院			联系电话	
出门诊时间	周三上午			邮　箱	gaofeiwho@163.com
工作简历	1984 年—1986 年　呼铁局集宁铁路医院工作 1986 年—1996 年　内蒙古第四医院工作 1996 年—2005 年　任内蒙古第四医院内科主任 2003 年　晋升内蒙古第四医院主任医师 2005 年至今　任内蒙古第四医院副院长，内蒙古结核病防治研究所副所长 2006 年 2 月—2007 年 2 月　考取国家留学基金，在澳大利亚 ADELAIDE 皇家医院做访问学者 2007 年 9 月—2008 年 9 月　中组部等四部委"西部之光"项目国内访问学者，在中国 CDC 结核病控制中心研修 2010 年 5 月—2010 月 7 月　在德国柏林学习现代结核病控制理论与实践				
参加的学术组织及任职	中华医学会结核病学分会委员 内蒙古自治区医学会结核病学分会主任委员 内蒙古自治区传染病质量控制中心主任委员 内蒙古医学会感染病学分会副主任委员 内蒙古自治区防痨协会副理事长				
学术成就	参与国家"十一·五"、"十二·五"重大专项科研课题各两项；承担省部级科研工作六项；中美结核病感染控制项目、中盖结核病项目、比利时达米恩耐药结核病项目、全球基金结核病项目技术组专家。三次举办国家级继续医学教育培训研讨会。发表专业论文约 20 篇。参加《现代结核病诊断与治疗》和《临床结核病学》教材编撰工作。参加中华医学会《临床技术操作规范·结核病学分册》修订工作。审译《Laboratory Diagnosis of Tuberculosis by Sputum Microscopy》（中文版《结核病痰涂片实验室工作手册》）。				
学术特长	各类结核病诊断、鉴别诊断与治疗，包括疑难、急重症、耐药患者救治及药物不良反应处理等。其他呼吸道传染病诊断与治疗。肺部感染诊断与治疗。				
给患者的忠告	健康生活，快乐生活。				

刘 荷

姓 名	刘荷	性 别	女	年 龄	58 岁
科 室	内四科	职 称	主任医师	现任职务	内四科主任
工作单位	内蒙古第四医院			联系电话	
出门诊时间	周一下午、周四上午			邮 箱	
工作简历	1974 年 11 月—1978 年 9 月 托县永圣域公社什力各图大队知青 1978 年 10 月—1983 年 8 月 内蒙古医学院医疗系学习 1983 年 9 月—1986 年 9 月 包钢职工医院传染科工作 1986 年 10 月至今 内蒙古第四医院工作				
参加的学术组织及任职	内蒙古防痨协会委员				
学术成就					
学术特长	结核病的诊断与治疗，尤耐药肺结核的治疗。肝病的诊断与治疗。				
给患者的忠告	如有不适一定要到正规医院检查与治疗，尤其是确诊为结核病患者，一定要到专科医院治疗，做到早发现、早诊断、早治疗。				

王芙蓉

姓　名	王芙蓉	性　别	女	年　龄	37 岁
科　室	内五科	职　称	副主任医师	现任职务	科主任
工作单位	内蒙古第四医院			联系电话	
出门诊时间	2010 年			邮　箱	13347142277@163.com
工作简历	2001 年 12 月—2005 年 9 月　内蒙古胸科医院，内一科 2005 年 9 月—2008 年 7 月　内蒙古医学院研究生院 2008 年 7 月至今　内蒙古第四医院，内五科 2010 年 11 月—2011 年 4 月　北京地坛医院，感染二科，进修				
参加的学术组织及任职	2012 年 7 月　内蒙古自治区医学会感染病专科分会第六届委员会委员 2012 年 12 月　内蒙古自治区传染性疾病医疗质量控制中心第二届委员会常务委员 2013 年 7 月　中华医学会结核病分会第十五届委员会临床学组委员 2013 年 11 月　内蒙古自治区医学会儿科分会呼吸病学组第一届委员会委员				
学术成就					
学术特长	各类结核病的诊断、鉴别诊断、治疗，复治、耐药肺结核的化疗；传染病杂病，如：手足口病、水痘、麻疹等的诊断、鉴别诊断、治疗。				
学术特长	将心比心，以心换心！用我的爱心、诚心、细心，换您的舒心、放心、安心。				

朱德智

姓 名	朱德智	性 别	男	年 龄	56 岁
科 室	骨科	职 称	主任医师	现任职务	骨科主任
工作单位	内蒙古第四医院			联系电话	
出门诊时间	周一、周三上午			邮 箱	626288909@ qq. com
工作简历	1983 年—1985 年　在内蒙古结核病医院内科 1985 至今　在内蒙古第四医院骨科				
参加的学术 组织及任职	中华骨科学会会员 中华骨结核病学会委员 内蒙骨科学会常委 内蒙防痨协会理事				
学术成就	《经胸腔病灶清除椎管前方减压自体骨植骨融合术治疗胸椎结核合并截瘫》1998 年 12 月获得内蒙古自治区医药卫生科技进步三等奖。《一期病灶切除椎管前方减压脊柱矫形前路内固定治疗脊柱结核合并截瘫》在 2013 年内蒙古科技厅已立项。				
给患者的忠告	从医 30 多年，一直从事临床骨科工作，擅长骨关节结核的诊断与治疗，尤其在脊柱结核前路手术方面比较突出。另外在各种骨科创伤的诊断与治疗，髋关节置换等方面都有一定的临床经验。				
给患者的忠告	以患者为中心全心全意为患者服务。				

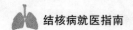

十五、宁夏第四人民医院

1. 医院简介

医院全称	宁夏第四人民医院
医院详细地址	宁夏回族自治区银川市北京西路 725 号
就医咨询电话	0951 - 2031460
就医咨询邮箱	nxdsrmyyxl@ 163. com
医院官方网站	nx4thhospital. com、www. kq36. cn/74wb4y3454

医院简介	宁夏第四人民医院是一所集医疗、预防、科研、教学、康复、保健于一体,具有综合医院建设发展基础和全面诊疗技术平台,以结核病防治、其他传染病诊疗为特色优势的自治区唯一"院所合一"两大功能定位统一的专科医院。
	    做为自治区唯一省级结核病防治所,我院负责接收诊疗全区及周边省区毗邻地区急、危、重症和耐多药结核病患者,是全区耐多药结核病诊疗唯一定点医院,结核病临床诊疗技术居于全区领先水平。近年来,在保持结核病内科保守诊疗优势的基础上,进一步拓展支气管内窥镜下的检查、介入微创诊疗技术,所做数量、水平、质量也为全区第一;同时,已计划设置建设胸外科,开展胸、肺的外科手术治疗业务,为不同分型和分期结核病患者提供整套全方位的诊疗技术,确保患者的诊疗质量和安全。
	    做为宁夏结核病控制项目办单位,负责全区结核病防控各类业务工作和管理,包括全区结核病防治项目管理,经费划拨,各项业务工作安排检查、督导落实和总结汇报,配合国家结防中心举办各项培训学习班、流行病学调查等。

2. 专家简介

徐 麟

姓 名	徐麟	性 别	男	年 龄	51 岁
科 室	呼吸科	职 称	主任医师	现任职务	科室主任
工作单位	宁夏第四人民医院			联系电话	
出门诊时间	每周二全天			邮 箱	nxdsrmyyxl@ 163. com
工作简历	1985 年　毕业于宁夏医科大学临床医学系 1985 年 7 月至今　就职于宁夏第四人民医院（原宁夏回族自治区结核病防治所）				
参加的学术组织及任职	中华医学会呼吸病学会宁夏分会委员 中国防痨协会宁夏分会理事				
学术成就	撰写论文 13 篇，论文《结核分枝杆菌实验室药敏结果分析》获医学论文三等奖。 　　参与中西药结合治疗耐多药肺结核相关研究和结核病的分子生物学诊断研究。参与"十二·五"课题"耐药结核病治疗的研究"项目并为子项目负责人。				
学术特长	从事结核病诊治近三十年，曾在天津公安医院、上海华山医院进修学习。对呼吸系统疾病的诊断和鉴别诊断，尤其对结核性脑膜炎，复治、难治结核病有丰富的临床经验，皮肤、关节、淋巴结治疗有独到见解，擅长胸部影像学诊断。撰写论文 13 篇，现对耐药结核病患者的治疗积累了一定的经验。				
给患者的忠告	正确面对结核病，遵循医嘱、规范治疗，争取早日康复。				

张新会

姓　名	张新会	性　别	男	年　龄	51 岁
科　室	呼吸二科	职　称	内科主任医师	现任职务	科主任
工作单位	宁夏第四人民医院			联系电话	
出门诊时间	随时			邮　箱	NXCRBZXH@ sohu. com
工作简历	1991 年 4 月 1 日至今　一直从事结核病临床工作及支气管镜检查和介入				
参加的学术组织及任职	中华医学会结核病分会委员 中国防痨协会内镜介入与重症学组委员 中国医师协会感染病分会委员 宁夏医学会感染病分会副主任委员				
学术成就	发表学术论文 13 篇。				
学术特长	呼吸内科疾病的诊疗，突出结核病的诊疗及气管镜的检查和介入治疗。				
给患者的忠告	坦诚面对疾病，积极配合治疗。				

马国仁

姓　名	马国仁	性　别	男	年　龄	43 岁
科　室	呼吸三科	职　称	副主任医师	现任职务	呼吸三科主任
工作单位	宁夏第四人民医院			联系电话	
出门诊时间	每周一全天			邮　箱	
工作简历	1999 年—2005 年　宁夏第四人民医院结核内科 2005 年—2008 年　任综合科副主任 2008 年至今　任呼吸三科主任及呼吸内镜室负责人				
参加的学术组织及任职	现任中华医学会结核病学分会青年委员				
学术成就					
学术特长	支气管镜的诊治（球囊扩张、对大气道肿瘤的切除、对气道内肿物进行冷冻、电凝电切等综合治疗）、对胸膜疾病进行内科胸腔镜的诊治，对呼吸危重患者救治，对肺部疑难病进行诊断及鉴别诊断。				
给患者的忠告	信任信心。				

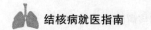

十六、江西省胸科医院

1. 医院简介

医院全称	江西省胸科医院
医院详细地址	江西省南昌市叠山路 346 号
就医咨询电话	0791 – 86781433
就医咨询邮箱	
医院官方网站	www. jxsxkyy. cn
医院简介	江西省胸科医院始建于 1953 年，是由江西省结核病防治所、江西省肺科医院转型发展而来，是全省唯一一所集医疗、预防、教学、科研为一体的以治疗胸部疾病为主的"三级甲等"医院，也是全省唯一一家取消药品加成试点省直医院。医院还承担了全省结核病及其他传染病的定点收治任务，是江西省突发公共卫生事件医疗救治中心；承担了全省社区卫生技术工作的指导、培训任务，为江西省社区卫生技术指导中心。 医院现有职工 660 余人，其中正副教授、正副主任医师 104 名、医学博士 5 名、医学硕士 50 余名、硕士生导师 9 名。拥有江西省卫生系统高层次学术学科带头人 1 名，省卫生厅学术技术带头人培养对象 14 名。医院编制床位 1000 张、开放病床 550 张，设有胸外科、心血管内科、呼吸内科、肿瘤科、结核科、神经内科等临床医技科室 30 个，其中胸外科、结核科、呼吸内镜基地为江西省医学领先学科。 医院拥有现代化高能直线加速器、全身螺旋 CT 扫描机、直接数字化 X 线摄影机、大型数字减影 C 型臂、多功能麻醉呼吸机、德国进口体外循环机、杜邦和日立全自动生化仪、血气分折仪、彩色多普勒、肺功能仪、电视胸腔镜、电子纤维支气管镜、胃镜、经颅多普勒、心电生理仪、呼吸睡眠监测仪等先进器械设备。 医院内镜中心 2008 年被卫生部授予"国家卫生部呼吸内镜培训基地"，面向全国进行内镜医师培训，年平均开展气管、支气管介入手术 7000 例次，纤支镜检查例数居全省之首。医院率先引进开展了"大容量全肺灌洗术"，为广大尘肺患者带来福音，省内外尘肺患者慕名而来，满意而归。 医院秉乘"科技兴院"的理念，积极进行科研创新和技术引进，近年来，先后获得"省科技进步奖" 7 项、"省自然科学基金奖" 1 项、"省厅技术创新奖" 3 个和 70 余项科技成果及医学专著 4 部。 医院以"厚德、仁爱、专邃、为先"为院训，坚持"以患者为中心，以提高医疗服务质量为主题"的服务理念，近年来，先后荣获"江西省省级文明单位"、"江西省群众满意医院"、"厅直卫生系统社会治安综合治理目标管理先进单位"、"全国百姓放心示范医院"等称号。

2. 专家简介

宗佩兰

姓 名	宗佩兰	性 别	女	年 龄	50 岁
科 室	结核及综合内科	职 称	主任医师	现任职务	副院长
工作单位	江西省胸科医院			联系电话	
出门诊时间	周三全天			邮 箱	13970885737zpl@163.com
工作简历	1980 年—1985 年　在江西医学院学习 1985 年 7 月—至今　在江西省胸科医院（原江西省结核病院，江西省肺科医院）工作 1996 年　在南昌大学第一附属医院内分泌科进修糖尿病专科，任综合内科科主任 1999 年　在北京协和医院内分泌科进修学习 2006 年　在北京阜外心血管病医院进修急重症学科 2008 年起　担任医院副院长				
参加的学术组织及任职	江西省医学会结核病专业委员会副主任委员 江西省中西结合学会急诊专业委员会副主任委员 江西省中西结合学会传染病专业委员会副主任委员 江西省防痨协会副理事长 江西省医院管理协会理事				
学术成就	先后参与国家结核病重大专项课题研究 2 项，主持江西省自然科学基金科技支撑项目，江西省卫计委课题研究多项，获江西省自然科学三等奖，江西省科技成果奖各一项。发表医学科技论文十余篇，参编著作三部。				
学术特长	主要从事结核病及其并发症，尤其难治性耐药性结核病及其并发症的诊断与治疗。擅长糖尿病合并结核病的诊治，擅长重症结核病及呼吸系统危重症的抢救，擅长肺结核并发肺源性心脏病等心血管疾病的诊治，擅长老年性结核病及其并发症的诊治。				
给患者的忠告	健康和生命对每一个人来说尤为珍贵，对患者来说首先要树立战胜疾病的勇气和信心；管理好自己的生活习惯，包括饮食运动和作息时间；就诊于专科医院，接受专家意见建议。 　　对于医生和患者来说，疾病是我们共同的敌人，让我们携起手，相互信任、相互尊重，战胜疾病。 　　您的康复是我的目标，您的健康是我的心愿。				

雷建平

姓 名	雷建平	性 别	男	年 龄	66 岁
科 室	结核内科	职 称	主任医师	现任职务	
工作单位	江西省胸科医院			联系电话	
出门诊时间	周一至周六			邮 箱	Lei－jianping @ vip. sina. com

工作简历	1968 年 8 月　下放农村 1970 年—1977 年　当乡村医生 1978 年 3 月—1982 年 12 月　江西医学院学习 1983 年 1 月至今　在江西省胸科医院（原江西省结核病医院、江西省肺科医院）工作 1998 年　晋升主任医师，兼南昌大学医学院（原江西医学院）呼吸内科教授、硕士研究生导师 1995 年—2008 年　任江西省胸科医院副院长
参加的学术组织及任职	历任中华医学会结核病学分会委员、江西省医学会常务理事、江西省医师协会常务理事、华东地区肺部感染协作组副主任委员、江西省医学会结核病学分会主任委员、江西省呼吸病学分会第五届副任主委员、江西省防痨协会副理事长。 　　2005 年以来受聘《中华结核和呼吸杂志》、《中国防痨杂志》、《江西医药》等多家杂志编委。 　　受聘《中华医学杂志》、《中华结核和呼吸杂志》、《中华临床医师杂志(电子版)》、《中国防痨杂志》等杂志的审稿专家。《中国防痨杂志》定稿专家组成员。
学术成就	承担及指导开展科研和新技术引进项目 30 余项，参与国家"十一·五"重大专项四项，其中作为第一负责人承担省级科研项目 9 项。获 2000 年度江西省自然科学三等奖 1 项、1997 年度和 2008 年度江西省科技进步三等奖 2 项。获地市级科研成果一、二等奖各 1 项。 　　在国内外专业期刊上发表论文 100 余篇。其中 10 余篇被国际专业杂志或美国国家图书馆收录。发表的论文被作为文献被许多国内学者引用。主编出版专著两部，副主编出版专著 1 部，参编专著多部。 　　近两年为期刊审稿 200 余篇，获中国防痨杂志 2011、2012 年度优秀审稿专家。 　　开通的雷建平好大夫网为全国的患者提咨询服务，三年点击到访三百万余次（仅 2013 年就达 150 万人次），深受国内外患者好评。 　　2005 年评为 20 名江西省卫生系统高层次学术技术带头人之一。

续表

学术特长	擅长治疗各种类型结核病、反复发作的难、复治及耐药结核病及其急重症；擅长治疗肾及泌尿系统、生殖系统结核病；擅长治疗结核性腹膜炎粘连性肠梗阻；擅长治疗结核合并乙型肝炎、抗结核药物肝损伤及药物引起的各型不良反应；擅长治疗肺部非结核分枝杆菌病。
给患者的忠告	珍爱生命和健康，首先要善于管理自己，要保持良好的生活习惯和坚持规范用药。吃饭、穿衣和睡觉是任何药品和治疗措施所无法替代的。 与疾病作斗争需要医患密切合作；在战胜疾病和维护健康的斗争中，医生和患者是同一个战壕的战友，需要互相信任、互相尊重、互相支持、互相爱护。 您的健康是我的希望，您的痛苦就是我的痛苦，我的能力也许有限，但我会尽我的努力，和您一道守护您的健康和幸福。祝您健康，祝您幸福。

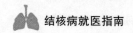

张齐龙

姓 名	张齐龙	性 别	男	年 龄	46 岁
科 室	神经感染科	职 称	主任医师	现任职务	科主任
工作单位		江西省胸科医院		联系电话	
出门诊时间		周二全天		邮 箱	qilong681015@126.com
工作简历	1991 年 7 月　毕业于江西医学院，从业于江西省胸科医院临床内科 1999 年—2000 年　于首都医科大学附属北京友谊医院神经内科进修中枢神经系统感染 2000 年 6 月　任江西省胸科医院内三科副主任，组建神经感染内科 2006 年 8 月　任神经感染科科主任 2007 年　获硕士导师资格 2009 年　兼任重症医学科科主任 2012 年　组建了江西省胸科医院临床"脑脊液细胞学研究室"				
参加的学术组织及任职	中华医学会神经病学分会全国神经感染－脑脊液学组委员 中华医学会结核病学分会全国临床学组委员 中国防痨协会全国颅内结核感染学组委员 江西省神经病学会神经感染－脑脊液学组组长 江西省结核病学专业委员会常委 江西省中西医神经病学专业委员会常委 江西省中西医重症医学会常委 江西省医学会神经病学专业委员会委员 江西省重症医学会委员 江西省抗癫痫协会常务理事				
学术成就	先后参与国家结核病科技重大专项课题研究 3 项，主持江西省自然科学基金、科技支撑项目、省卫生厅课题研究多项；获江西省自然科学三等奖、省科技成果奖各一项。为期刊《中华临床医师杂志（电子版）》特约编辑、《中国防痨杂志》审稿专家。发表医学科技论文二十余篇，参编著作三部。				
学术特长	主要从事结核性脑膜炎等中枢神经感染疾病及危重症的诊断、鉴别、治疗、急救与临床研究；尤其在各种难治性结核性脑膜炎、隐球菌性脑膜炎、炎症相关性脑积水、合并肺部感染呼吸衰竭等疾病救治方面积累了较丰富的临床经验。				
给患者的忠告	结核病是一个可发生在全身各脏器的疾病，结核性脑膜炎在我国是一个常见的严重疾病，可发生在任何年龄的人群，致死致残率较高，要高度警惕。				

十七、海南省结核病医院

1. 医院简介

医院全称	海南省结核病医院
医院详细地址	海南省海口市白水塘路48号
就医咨询电话	0898 – 66809130
就医咨询邮箱	hnhkhj@163.com
医院官方网站	http://www.nkhospital.com.cn/
医院简介	海南省结核病医院利用海南省农垦总医院感染科等资源于2011年12月20日挂牌正式成立。现有床位120张,从事各种类型结核病及其他传染病的诊断、治疗。由于病房床位充足、医疗技术力量雄厚,一直以来是省政府、海口市政府决策防止各种烈性传染病的指定单位,目前是该省耐多药结核病的定点治疗单位。 新的海南省结核病医院正在筹建当中,规划总床位为300张,该建设内容包括门诊楼(含医技中心和结核病研究所)和住院大楼,总建筑面积2.5万 m^2。建成后预计年门、急诊人数可达10万人次以上;住院诊疗人数达4650人次。

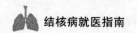

2. 专家简介
周　云

姓　名	周云	性　别	女	年　龄	52 岁
科　室	感染科	职　称	副主任医师	现任职务	科主任
工作单位	海南省农垦总医院			联系电话	
出门诊时间	周二上午、周三下午			邮　箱	Zhouyun66817616 @ 163. com
工作简历	1982 年 12 月　海南大学医学部医疗系毕业 1982 年 12 月至今　一直从事临床感染病专业工作 2000 年 12 月　获感染病副主任医师资格 2000 年 12 月至今　任感染科科主任				
参加的学术组织及任职	海南省医学会第五届感染病专业委员会当选为副主任委员 海南省医学会第一届结核病专业委员会当选为副主任委员 海南医师协会第一届感染病分会当选为副主任委员				
学术成就	曾作为主要参加人（第二完成人）开展的"多聚酶链式反应技术在乙型肝炎中的应用"获农垦总局新技术推广应用三等奖，参与《观察自体骨髓间充质干细胞与脐带间充质干细胞移植治疗晚期肝硬化临床研究》、《脐血干细胞移植治疗重症肝炎可行性研究》，获海南省自然科学资金立项。参与《干细胞移植治疗乙型肝炎肝硬化失代偿期临床研究》，获深圳北科公司科研立项。参与开展的新技术新项目分别获二等奖 1 项、三等奖 1 项。在《海南医学院学报》、《海南医学》等省级期刊及各级学术会议发表论文 8 篇。				
学术特长	擅长初、复治肺结核（菌阴、菌阳）的诊治；耐药（耐单药、多耐药、耐多药、广泛耐药）肺结核的诊治；尤其擅长肺结核合并感染致呼吸衰竭、多脏器衰竭及肺结核合并大咯血的抢救工作。				
给患者的忠告	重视和加强抗结核治疗，从根本上控制肺结核病情，防止复发，减轻或消除结核病的危害。				

何 晶

姓 名	何晶	性 别	男	年 龄	52 岁
科 室	感染科	职 称	主任医师	现任职务	院长助理、医务部主任、感染科副主任
工作单位	海南省农垦总医院			联系电话	
出门诊时间	每周二上午、周五上午			邮 箱	Hnhkhj@163.com
工作简历	1984 年 7 月 海南大学医学部医疗系毕业 1984 年 9 月至今 一直从事感染病专业工作 2004 年 6 月 昆明医学院本科毕业，获学士学位 2005 年 12 月 获感染病副主任医师资格 2008 年 12 月 聘医务部主任，兼感染科副主任 2010 年 12 月 获感染病主任医师资格				
参加的学术组织及任职	2009 年任海南省医学会伦理委员会副主任、海南省医师协会常务理事、海南省医学会感染病分会委员、海南省医学会医学信息专业委员会委员、海南省医学会教育委员会委员。				
学术成就	1986 年建立传染科实验室，先后开展各科检验新项目 20 多项，著有论文 16 篇。参与省厅科研三项，并获省、厅科技进步奖，由于工作突出。2000 年及 2001 年连续两年获海南省"五四青年建设者"奖章，并获垦区"特区农垦建设者"奖章。次年在农垦科技活动中获"优秀医务者"称号。2003 年抗击非典工作中表现突出，被评为"省医疗队先进个人"。				
学术特长	擅长各种病毒性肝炎、非病毒性肝炎、肝硬化、重症肝炎、肺结核、发热待查，各种感染性疾病的诊断、治疗。尤其擅长疑难杂症的诊断、治疗。				
给患者的忠告	疾病并不可怕，可怕的是不重视疾病。				

杜永国

姓 名	杜永国	性 别	男	年 龄	44 岁
科 室	感染疾病科	职 称		现任职务	营养科副科长
工作单位	海南省农垦总医院			联系电话	
出门诊时间	周一、五（预约病房就诊）			邮 箱	Duyongguo@163.com
工作简历	1993 年 7 月至今　在海南省农垦总医院感染疾病科工作 2010 年　兼任营养科副科长（主管全科工作） 2012 年 12 月　通过全国职称考试获传染病专业主任医师资格				
参加的学术组织及任职	海南省医学会第五届感染病专业委员会委员 海南省医师学会第一届感染病医师分会委员。				
学术成就	有两项科研项目获海南省自然基金立项。撰写 10 多篇论文发表在国家核心期刊及统计源期刊。				
学术特长	擅长初、复治肺结核（菌阴、菌阳）的诊治；耐药（耐单药、多耐药、耐多药、广泛耐药）肺结核的诊治；尤其擅长肺结核合并感染致呼吸衰竭、多脏器衰竭及肺结核合并大咯血的抢救工作。				
给患者的忠告	重视和加强抗结核治疗，从根本上控制肺结核病情、防止复发，减轻或消除结核病的危害。				

十八、广州市胸科医院

1. 医院简介

医院全称	广州市胸科医院
医院详细地址	广东省广州市越秀区横枝岗路 62 号
就医咨询电话	83592692
就医咨询邮箱	无
医院官方网站	http：//www. xkyy. com. cn/
医院简介	广州市胸科医院创建于 1953 年。它是广州地区胸肺专科疾病的预防、治疗、监测、培训和科研中心，而且是中山大学、南方医科大学等多所高等医学院校的教学基地，是一所融医疗、教学、科研为一体的大型现代化专科医院。医院兼挂"广州市结核病防治所"牌子，承担广州市结核病控制工作的组织实施，指导市内各区（县市）结防机构的业务、质控、督导、培训工作。 医院开放病床 600 余张。设有呼吸内科、肿瘤科、胸外科、骨科、结核病科、儿科、妇科、中医科等临床科室。对结核病、慢性呼吸道疾病、肺部肿瘤等相关专科疾病有较高的诊治水平，尤其对重症、难治性肺结核及其并发症的治疗、难治性气胸、复杂性支气管胸膜瘘、骨结核的内外科治疗、小儿结核病及结核性脑膜炎的治疗以及胸部肿瘤、肺癌等专科疾病具有较高的医疗及科研水平。

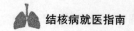

2. 专家简介

谭守勇

姓　　名	谭守勇	性　别	男	年　龄	59 岁
科　　室	结核内科	职　称	主任医师	现任职务	院长
工作单位	广州市胸科医院			联系电话	
出门诊时间	每周五上午			邮　箱	tanshouyong@163.com
工作简历	自 1983 年广州医科大学毕业以来，一直从事结核科及相关呼吸学科的临床、科研和教学工作。对结核病的诊断和治疗以及呼吸道感染性疾病有一定的研究。现任中山大学临床兼职教授。广州市结核病控制办公室常务副主任。				
参加的学术组织及任职	中国防痨协会第七届临床专业委员会副主任委员 中国防痨协会结核病临床专业委员会颅内结核学组副组长 中华医学会第十五届结核病学会常务委员 广东省防痨协会第七届副会长 广东省医学会第六届结核病学会主任委员 广东省医师协会呼吸科医师分会第二届委员会副主任委员 广东省医学会第七届呼吸学分会常务委员 广东省医学会第七届理事会理事 第一届《结核病与肺部健康杂志》编委、副主编 第七届《中华结核和呼吸杂志》编委 第七届《广东医学》编委				
学术成就	撰写科研论文 50 多篇，其中在国家级及省级杂志发表 30 多篇。主持或主要参加国家"十二五"科技重大项目，省科委、省卫生厅及市科技局科研课题 10 多项。同时举办了多次国家级及省级继续教育项目。获广州市科技奖一项。				
学术特长	结核病诊断与鉴别诊断、老年肺结核病、耐多药结核病、呼吸道感染性疾病。				
给患者的忠告	控制结核病，你我都有责。				

肖 芃

姓 名	肖芃	性 别	男	年 龄	57 岁
科 室	重症结核科	职 称	主任医师	现任职务	科主任
工作单位	广州市胸科医院			联系电话	
出门诊时间	每周二下午、周三上午			邮 箱	Petershow1957 @ hotmail. com
工作简历	1983 年至今 长期工作于胸科医院临床一线，历经肺结核科、肿瘤科、呼吸科和重症科历练，经验丰富 1986 年—1987 年 在广州市呼吸病研究所进修一年 2008 年—2009 年 在德国明斯克大学比勒菲尔德医院进修三月				
参加的学术组织及任职	中国防痨协会临床专业委员 中华医学会会员 广州市医学会结核病分会副主任委员 广东省防痨协会呼吸疾病专业委员会委员 广东省医学会结核病分会常委 广州市医学会感染病分会常委 广东省职业病鉴定专家库专家 广东省、广州市医学鉴定专家库专家				
学术成就	撰写科研论文10多篇，其中在国家级及省级杂志发表数10篇。主持或主要参加省科委、省卫生厅及市科技局科研课题2项。				
学术特长	擅长于重症结核病、难治、耐药结核病、非结核分枝杆菌病的诊断、鉴别诊断和治疗，在气管支气管结核的诊断和治疗方面颇有造诣。				
给患者的忠告	健康生活，定期体检；病从浅中治，遵从医者言。				

邝浩斌

姓　名	邝浩斌	性　别	男	年　龄	47 岁
科　室	肺结核科	职　称	主任医师	现任职务	肺结核科主任
工作单位	广州市胸科医院			联系电话	
出门诊时间	星期一下午，星期四上午			邮　箱	Kuanghaobin@163.com
工作简历	1990 年　毕业于广州医科大学 1990 年—2000 年　任住院医师，在结核内科和急诊科从事临床工作 2000 年—2007 年　任主治医师，在结核内科，结核病防治所，呼吸肿瘤科从事临床工作；期间到上海市胸科医院进修学习肺部肿瘤一年 2007 年 8 月　任副主任医师，在呼吸肿瘤科工作 2007 年 11 月　担任内四科（内分泌合并结核病科）副主任医师和科副主任 2012 年　曾到德国 Helios 医院进行访问学习 2013 年 4 月　担任主任医师和肺结核科主任				
参加的学术组织及任职	中国防痨协会广东分会临床专业委员会副主委 中华医学会结核分会临床专业委员会委员 广东省医学会结核病学会委员 《中华结核与呼吸杂志》编委				
学术成就	复发性结核病治疗的研究子课题第二负责人，获资助 26 万，国家级科技部 2008 年立项；基质金属蛋白酶 -9 及其组织抑制物 -1 与支气管结核的关系研究第一负责人，省级广东省卫生厅 2011 年立项；发表学术论文 20 余篇，曾获《中国防痨杂志》优秀论文奖。				
学术特长	擅长结核病、耐多药肺结核、糖尿病合并结核病、肺癌的诊断治疗、以及结核性胸腔积液的处理和经支气管镜介入治疗耐多药肺结核、气管支气管结核。				
给患者的忠告	坚持运动，增强体质，加强防病意识，患病及时就诊。				

十九、长沙市中心医院

1. 医院简介

医院全称	长沙市中心医院
医院详细地址	湖南省长沙市韶山南路 161 号
就医咨询电话	0731 – 85668156、0731 – 85585216
就医咨询邮箱	csszxyy@ 126. com
医院官方网站	http：//www. changshacentralhospital. com/
医院简介	长沙市中心医院是一所医疗、预防、急救、康复、教学、科研为一体的三级甲等综合医院。医院占地面积为 185 亩，建筑面积 11 万 m²，有在职职工 2000 余人，其中硕士生导师 18 人、博士 25 人、硕士 244 名，高级专业技术人员 219 人、中级专业技术人员 423 人。编制床位 2363 张，设有临床医技科室 62 个，其中国家级重点建设专科 1 个、省级重点专科 3 个、市级重点专科 6 个、肺病结核科（长沙市肺科医院）、急诊医学、老年医学科、神经疾病诊疗中心、心血管、骨科、呼吸内科、泌尿外科、肿瘤等专业成为了区域内具有较高影响力专科。 　　医院拥有 2.8 亿元高、精、尖设备，如直线加速器、磁共振、64 排螺旋 CT、数字减影心血管造影仪（DSA）、单光子计算机断层扫描机（ECT）、直接数字化 X 光机（DR）、彩色多普勒超声、超声心电图、颈动脉血管超声、电子胸腔镜、腹腔镜、宫腔镜、多功能数字化遥控 X 光机和高速全自动生化分析仪、珊顿病理切片系统等。在全省首家引进安装的西门子气动物传输系统及带宽达 1000 兆的院内网络信息高速公路，实现了物流传输的自动化、通讯的多样化和管理的数字化。 　　长沙市中心医院肺科医院（原胸科中心）是长沙市中心医院的特色专科，拥有 80 多年的结核病诊疗史，是卫生部结核科科研协作成员单位。1997 年被评为长沙市首批临床医学重点专科。2008 年被评为湖南省临床医学重点专科。2009 年，长沙市结核病学研究所落户胸科中心。2012 年国家级重点专科肺病专科落户我院。目前我院荣任国家"十一·五"、"十二·五"科技重大专项牵头单位及国家自然科学基金申报依托单位。 　　长沙市中心医院肺科医院开设有骨结核科、小儿结核科、普通肺结核科、淋巴结核等肺外结核科、鉴别诊断科、耐多药结核科等 7 个临床科室，临床医疗水平在全国居领先水平，致力于结核病尤其是复治、难治、耐药肺结核、结核性胸膜炎、腹腔结核、盆腔结核、结核性脑膜炎、支气管结核的诊断、治疗，疗效显著。多项治疗填补省内空白，其中骨结核非手术特色治疗乃全国独创，并在难治性肺结核病的"空洞内介入疗法"、结核病短程化疗和中西医结合治疗耐药结核病以及结核性脑膜炎诊疗等方面达省内领先水平。

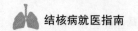

2. 专家简介

李春香

姓　名	李春香	性　别	女	年　龄	50 岁
科　室	结核科	职　称	主任医师	现任职务	科主任
工作单位	湖南省长沙市中心医院			联系电话	
出门诊时间	每周二、周三全天			邮　箱	Cslcx7612@163.com
工作简历	1984 年　毕业，一直从事结核病临床诊疗工作 1994 年　在中南大学湘雅医院大内科进修 1 年 1995 年　担任结核科主任至今 1997 年　晋升为副主任医师 2003 年　晋升为主任医师 2004 年　聘为中南大学湘雅医院兼职教授 2010 年　聘为中南大学湘雅医院硕士生导师				
参加的学术组织及任职	湖南省医学会结核病科专业委员会副主任委员 湖南省结核病质量控制中心委员 湖南省防痨协会常务理事 长沙市防痨协会理事				
学术成就	开展利福喷丁在结核性脑膜炎中脑脊液浓度测定获湖南省科技进步二等奖。 　　开展经支气管镜介入药物凝胶治疗耐药空洞性肺结核；经皮肺空洞内穿刺给药治疗耐药性肺结核；胸膜结核瘤局部穿刺给药治疗；支气管镜下支气管结核冷冻治疗；良性支气管狭窄球囊扩张治疗；中心静脉导管在结核性胸腔积液、腹腔积液、心包腔积液中置管运用等获新技术推广奖。 　　开展用腰穿针经皮肺细针穿刺肺部结节性病灶，确诊率达91％，达到快速诊断，并发症少的目的；开展经支气管镜肺活检、经皮肺活检提高对肺部疾病诊断率。				
学术特长	结核病诊断、鉴别诊断；结核病治疗，尤其难治、耐药结核病治疗；结核病合并慢性阻塞性肺炎（慢阻肺）、糖尿病、肝病、肾功能不全等的治疗；结核病合并多脏器功能衰竭、大咯血等危急重症的治疗。				
给患者的忠告	及时就诊，规律服药，按时随访，遵从医嘱。				

刘艳科

姓 名	刘艳科	性 别	女	年 龄	62 岁
科 室	胸科五病室	职 称	主任医师	现任职务	
工作单位	长沙市中心医院			联系电话	
出门诊时间	星期一			邮 箱	Lyk5275@163.com

工作简历	1976 年 12 月至今　从事临床医疗工作 39 年 具体工作情况为： 1976 年至今　从事中西医结合工作 39 年 1982 年至今　从事结核病临床工作 34 年 1988 年起　为科室学科带头人 1988 年—1998 年　参加世界卫生组织全国结核病短程化疗科研工作十余年
参加的学术组织及任职	湖南省防痨学会 湖南省呼吸病学会 中医学会任长沙市中医学会理事
学术成就	参加国家"十一·五"科技重大专项"中医药治疗肺结核临床研究与产业化"项目，针对当今全球结核病难题耐药肺结核进行攻关，自主研发出一种治疗耐药结核病的中药处方，获得国家专利一个；出版专著 2 本，本人系主编；该项目获 2013 年度长沙市科技进步一等奖。 　　2009 年 1 月—2010 年 12 月，承担国家"十一·五"科技重大专项"艾滋病和病毒性肝炎等重大传染病防治"科技重大专项"中医药治疗肺结核临床科研基地建设"课题，为课题负责人。2012 年 1 月，"中医药治疗肺结核临床科研基地建设"课题滚动至"十二·五"课题，为课题主要成员；参加"十二·五"国家科技重大专项"艾滋病和病毒性肝炎等重大传染病防治"专项课题"结核病中西医结合治疗方案研究"，为协作单位课题负责人。 　　2013 年，成功立项国家"十二·五"科技重大专项"艾滋病和病毒性肝炎等重大传染病防治"科技重大专项"中药多方多途径治疗多耐药及广泛耐药肺结核临床研究与方案筛选"，为课题组首席专家和主创人员。 　　多次获湖南省优秀技术质量管理奖，湖南省和长沙市优秀学术论文奖。
学术特长	其长期工作在临床第一线，较熟练掌握结核病西医、中医临床治疗和科研工作，具有一定的临床工作经验和指导能力。
给患者的忠告	结核病是一种可防可控的疾病，希望患者及时就医，一定要在结核病防治医务人员的指导下开展治疗，同时在有经验的结核防治医师指导下依据病情制定个体化治疗方案，完成规则、全程治疗。 　　还须告知您：结核病是传染病，保证自己及时治疗、增强免疫的同时，还请您保护好您的家人和朋友不被传染。

蒋 之

姓　名	蒋之	性　别	男	年　龄	49 岁
科　室	肺二科	职　称	主任医师	现任职务	科主任
工作单位	长沙市中心医院			联系电话	
出门诊时间	每周三、四			邮　箱	1559601953@qq.com
工作简历	1986 年 8 月—1990 年 8 月　长沙市结核病医院临床结核科 1990 年 9 月—2000 年 8 月　长沙市五医院临床结核科 2000 年 8 月至今　长沙市中心医院临床结核科 2000 年 1 月至今　长沙市中心医院担任临床科主任				
参加的学术组织及任职	湖南省结核病专业委员会委员				
学术成就	对肺结核及肺外结核，尤其是骨结核的诊断、鉴别诊断及结核内科治疗有独到见解。先后在国家级杂志发表《无典型脓肿脊柱结核 45 例椎旁注射治疗报告》、《CT 引导下椎体穿刺活检的临床应用》、《肺结核合并糖尿病临床治疗》等论文十多篇。组织和指导开展一项省级科研项目"脱水和椎旁穿刺注药治疗脊柱结核并截瘫"，并取得了明显的临床疗效，该技术在国内脊柱结核非手术治疗方面处领先地位。				
学术特长	骨关节结核、肺外结核、肺结核诊治。				
给患者的忠告	骨关节结核早期诊断、早期治疗。				

二十、福州肺科医院

1. 医院简介

医院全称	福建省福州肺科医院
医院详细地址	福州市仓山区湖边2号
就医咨询电话	0591 – 83443081
就医咨询邮箱	fkyyywk@163.com
医院官方网站	http://www.fjfk.com
医院简介	福建省福州肺科医院又名福建省福州结核病防治院，是福建省唯一的一所三级甲等肺部疾病专科医院，现为福建医科大学教学医院。医院技术力量雄厚，医疗设备齐全，是全省肺部疾病及结核病诊疗、科研与教学中心。 医院编制床位500张，实际开放570张，现有工作人员650人，其中、高级职称的专业技术人员100多人。全院设有20多个临床医技科室和1个综合门诊部。配置有螺旋CT、直接数字化X光机（DR）、彩色超声波诊断仪、胸腔镜、肺功能仪、电子纤维支气管镜、蛋白指纹图谱仪、结核菌快速培养仪等先进医疗设备。医院具有目前最先进的空气净化设备手术室，能进行高难度肺外科手术。医院年门诊量约为39万人次，年住院患者为1.6万~1.7万人次，年进胸肺部大手术近900台。医院重视医学科学研究，先后开展60多项科研项目，其中20项获得过卫生部、省科委、福州市等科技成果奖。 医院占地面积180亩，建筑面积6万 m²，医疗用房4万 m²，院区绿化面积占总面积60%，院内绿树成荫、花香四溢，被福州市委、市政府授予"花园式单位"荣誉称号；医院奉行"患者第一、质量第一、服务第一"的办院宗旨，注重医疗质量建设和行风建设，医院的医疗环境、诊疗技术和服务质量均达到行业的一流水平，先后荣获福州市"文明单位"、福建省"文明单位"、福建省"五一劳动奖状"单位、"全国精神文明建设工作先进单位"、"全国文明单位"等荣誉称号。

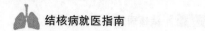

2. 专家简介

陈晓红

姓　名	陈晓红	性　别	女	年　龄	46 岁
科　室	结核科	职　称	主任医师、副教授	现任职务	结核科科主任
工作单位	福建省福州肺科医院			联系电话	
出门诊时间	周一下午、周四上午			邮　箱	
工作简历	1991 年 9 月—1997 年 12 月　福建省福州肺科医院，住院医师 1997 年 12 月—2003 年 6 月　福建省福州肺科医院，主治医师，病区主任（2001 年始） 2003 年 6 月—2011 年 9 月　福建省福州肺科医院，副主任医师，病区主任 2011 年 6 月至今　福建省福州肺科医院，主任医师，结核科科主任（2012 年 5 月始）				
参加的学术组织及任职	中华医学会结核病学分会青年委员会委员 中国抗癌协会肿瘤介入专业委员会呼吸内镜分会青年委员 福建市防痨协会第三届理事会副理事长 福州市医学会呼吸病学分会副主任委员 福建省防痨协会第五届理事会常务理事 福建省结核病防治专家委员会专家 福建省医学会呼吸病学分会委员 福建省中西医结合学会呼吸病分会委员 《结核病与肺部健康杂志》编委				
学术成就	一直从事呼吸内科、结核病、肺部肿瘤等疾病的临床诊治、科研及教学工作。较为系统地掌握了呼吸内科的基础理论和基本专业技术，熟练掌握肺科疾病的诊疗常规，熟练掌握肺内科基本操作，尤其是纤维支气管镜检查和经纤支镜球囊扩张、氩气刀、冷冻、气道内支架置入与取出等介入治疗技术、内科胸腔镜等技术操作，尤其擅长结核病诊治与研究工作，在气管支气管结核、复治性耐药性结核、结核性脑膜炎、小儿结核病等难治性结核病的诊断、治疗等方面有较深的造诣。 　　作为研究者和该单位负责人主持并完成包括国家"十五"、"十一·五"攻关课题在内的多项全国大样本、多中心协作课题及全球多中心研究项目一项的研究，完成市卫生局科研立项《支气管结核新介入治疗的临床研究》课题的研究，作为该单位主要负责人正进行国家"十二·五"科技重大专项项目两项，作为主要研究者进行的科研项目有福州市科技局科研立项的《结核性脑膜炎诊断技术的实验与临床研究》，并参加其他多项市科研项目研究。有《介入疗法在支气管结核治疗中的作用》、《气管支气管结核 53 例临床分析》				

续表

学术成就	等多篇论文发表于《中国防痨杂志》等各级刊物，其中《介入疗法在支气管结核治疗中的作用》获《中国防痨杂志》第六次优秀论文评选的优秀论文奖。是福建医科大学副教授，《结核病与肺部健康杂志》编委，《中国防痨杂志》审稿专家。
学术特长	结核病诊治与研究工作，在气管支气管结核、复治性耐药性结核、结核性脑膜炎、小儿结核病等难治性结核病的诊断、治疗。 纤维支气管镜检查和经纤支镜球囊扩张、氩气刀、冷冻、气道内支架置入与取出等介入治疗技术、内科胸腔镜等技术操作。
给患者的忠告	爱惜生命、珍惜健康、防止传播、保护亲朋。治愈结核病，贵在坚持、科学与规范。

林铿强

姓　名	林铿强	性　别	男	年　龄	46 岁
科　室	胸外科	职　称	主任医师	现任职务	
工作单位	福州肺科医院			联系电话	
出门诊时间	每周三上午			邮　箱	501637168@ qq. com
工作简历	1991 年　福建医科大学毕业后在福州肺科医院胸外科工作，任住院医师 1999 年　在福州肺科医院胸外科工作，任主治医师 2005 年　在福州肺科医院胸外科工作，任副主任医师 2013 年　在福州肺科医院胸外科工作，任主任医师				
参加的学术组织及任职	福州市医学会胸心外科学分会委员				
学术成就	工作以来共发表医学论文 10 余篇。其中一篇论文《支气管肺动脉成形术在普胸外科中的应用价值》荣获 2006 年—2008 年度福州市自然科学优秀学术论文三等奖。				
学术特长	肺结核病的胸外科治疗、以脊柱为主的骨结核病的诊断及外科治疗、结核性胸膜炎的诊断及外科治疗（包括脓胸的胸膜剥脱术及胸廓成形术等）、结核毁损肺的诊断及外科治疗、支气管内膜结核的外科治疗，其中难度较大的支气管成形术等、胸壁结核的诊断及外科治疗、淋巴结结核的外科治疗。				
给患者的忠告	结核病以内科治疗为主，部分患者需要外科介入才能达到较好的效果。术后继续内科抗结核治疗。				

陈力舟

姓　名	陈力舟	性　别	女	年　龄	40 岁
科　室	医务处	职　称	副主任医师	现任职务	医务处主任
工作单位	福建省福州肺科医院			联系电话	
出门诊时间	周三上午			邮　箱	fkyyywk@163.com
工作简历	1998 年 7 月—2004 年 4 月　福建福州肺科医院结核科住院医师 2004 年 4 月—2005 年 12 月　福建福州肺科医院结核科主治医师 2006 年 1 月—2008 年 5 月　福建福州肺科医院结核科主任 2008 年 5 月至今　福建福州肺科医院医务处主任				
参加的学术 组织及任职	2009 年 11 月至今　福建省医学会呼吸病学分会青年委员会副主委 2012 年 8 月至今　福建省医学会变态反应学分会委员 2009 年 3 月至今　福州市医学会变态反应学分会副主委 2008 年 11 月至今　福州市医学会呼吸病学分会秘书 2012 年 5 月至今　福州防痨协会秘书				
学术成就	撰写学术论文多篇、在诊治国家级及省级刊物上引用发表、全国学士及全省学术特别会议交流基础、率先临床应用内科胸腔镜检查及治疗，在普及推广工作方面作出一定的努力。				
学术特长	长期从事结核病、临床诊疗、教学和科研等工作，内科胸腔镜操作技术熟练，曾参与多项科研工作，能解决肺呼吸内科疑难认识病症，指导国际最早抢救急危重症患者，熟练开展纤维支气管镜诊疗技术（取气管异物及应用金属球囊扩张器治疗气道狭窄）、无创性机械通气等各种诊疗操作技术。				
给患者的忠告	谨遵医嘱、规范治疗、增强体质、增加营养、适当锻炼。				

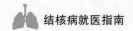

二十一、成都市公共卫生临床医疗中心

1. 医院简介

医院全称	成都市公共卫生临床医疗中心
医院详细地址	成都市锦江区静居寺 18 号（乘车路线：12、40、38、56、79、88、218、332、334、343 静居寺站下车即到）
就医咨询电话	028 – 84521550
就医咨询邮箱	1694962947@ qq. com
医院官方网站	http：// phcc120. com
医院简介	成都市公共卫生临床医疗中心为三级甲等传染病专科医院，四川省唯——家结核病防治专业机构，全国首家结核病耐多药培训基地。"中心"占地 149 亩，编制床位 760 张，开放床位 645 张。设置了传染科、结核科、内科、外科、妇产科、儿科、口腔科等科室。全院职工 955 人，高级职称 86 人。承担着该地区省、市新、突发传染病和法定传染病医疗救治工作，疑难重症传染病和结核病防控的指导及传染病专业技术人员的培训工作。 　　结核病学科是省、市医学重点学科，配有美国 BD BACTEC MGIT system 分枝杆菌检测系统、西门子 CT 机、日本富士能纤支镜、肺功能检查仪、进口呼吸机等先进医疗设备，开展了分枝杆菌快速培养鉴定及耐药基因等检测。主要收治各型肺结核，尤其在复治、难治结核、耐药结核、结核性脓胸、结核病危重症、结核病合并糖尿病或艾滋病的诊疗方面达国内先进水平。 　　医院本着"以患者为中心，以控制传染病为己任，服务至善、质量第一、信誉为本"的办院宗旨，全心全意为患者服务。

2. 专家简介

岳 冀

姓 名	岳冀	性 别	女	年 龄	53 岁
科 室	结核	职 称	主任医师	现任职务	结核科主任
工作单位	成都市公共卫生临床医疗中心			联系电话	
出门诊时间	周一上午、周三上午			邮 箱	yj133881@126.com
工作简历	1983 年华西医科大学医学系医学专业，学士学位；1983 年 9 月分配至成都市结核病防治院工作至今；先后在农村防治科、住院部、门诊部、医务科工作，现任院长助理兼大结核科主任，主任医师。				
参加的学术组织及任职	中华医学会结核病学分会第十五届委员会委员 四川省防痨协会理事 四川省结核病防治专家咨询委员会委员 四川省医学会感染病专委会委员 四川省医师协会感染科专委会委员 成都市防痨协会临床专业委员会主任委员 成都市医学会感染病专委会委员 成都市预防接种异常反应专家组成员 成都市卫生系统第二批学术技术带头人 全国核心期刊《临床肺科杂志》及专业期刊《结核病与肺部健康杂志》编委				
学术成就	长期进行耐多药结核病的治疗研究，担任国家科技部"十一·五"、"十二·五"多个重大专项成都地区技术负责人。获"全国结核病防治工作先进个人"称号、"四川省结核病防治先进个人"。				
学术特长	长期从事结核病临床专业工作，具有丰富的临床经验，特别是在耐药结核病、难治性肺结核和结核病并发症、肺科急症等诊治方面具有独到见解。				
给患者的忠告	面对现实，增强战胜疾病的信心，坚持治疗，完成疗程。				

吴桂辉

姓 名	吴桂辉	性 别	女	年 龄	45 岁
科 室	结核	职 称	主任医师	现任职务	结核科主任
工作单位	成都市公共卫生临床医疗中心			联系电话	
出门诊时间	每周二上午			邮 箱	wghwhj2584@sina.com
工作简历	1993 年至今，在成都市结核病防治院/成都市传染病医院从事结核病临床工作，2002 年获得四川大学医学硕士学位，现任结核四病区主任，全面主持病区工作，成都市卫生系统第二批学术技术带头人培养对象。				
参加的学术组织及任职	中国防痨协会临床专委会介入与重症学组成员 四川省医学会呼吸专委会感染与结核学组副组长 四川省防痨协会理事 成都市防痨协会临床专委会副主任委员 《临床肺科杂志》编委				
学术成就	先后发表论文 10 余篇，独立承担省、市科研课题各一项，参加"十一·五"、"十二·五"及"艾滋病和病毒性肝炎等重大传染病防治"科技重大专项等多项科研课题的研究工作。				
学术特长	从事结核病诊疗、教学及科研工作二十余年，目前担任结核四病区主任、主任医师。具有较高的专业技术水平和临床实践经验，重点开展了耐药结核病、危重症结核病的诊治和抢救工作，对各种结核病的诊疗和危急重患者的抢救积累了较丰富的临床经验。先后开展了纤维支气管镜检查技术、机械通气技术、胸膜活检术，主持创建了纤支镜室和结核科重症监护室。				
给患者的忠告	坚持治疗、早日康复。				

二十二、哈尔滨市胸科医院

1. 医院简介

医院全称	哈尔滨市胸科医院
医院详细地址	黑龙江省哈尔滨市道外区先锋路 417 号
就医咨询电话	0451 – 55604111
就医咨询邮箱	972362120@ qq. com
医院官方网站	Http：//www. hrbxkyy. com
医院简介	哈尔滨市胸科医院创建于 1953 年，隶属于哈尔滨市卫生局。 　　医院床位 650 张，职工 800 余名。临床专业设有结核内科（8 个病区）、心内科、呼吸内科（3 个病区）、肺肿瘤放化疗科，肺肿瘤热灌注综合治疗科、肺外科、骨外科及普外科等十八个临床病区。建立了肺影像诊断、支气管镜诊断治疗和呼吸系统疾病临床细菌检测和实验三个中心。DSA 引导经纤维支气管镜对难治性肺结核空洞的灌注治疗治愈好转率达 95% 以上，为难治性肺结核的治疗开辟了新的途径；DNA 扩增技术、γ–干扰素测定及基因芯片技术的应用，为结核病的诊断和鉴别诊断提供了有力武器。 　　我院现为中国防痨协会会员单位，结核内科被授予哈尔滨市领军人才梯队，影像专业为哈尔滨市卫生局重点专业，并与国内知名医院共同协作承担国家级重点科研项目 3 项，省市级重点科研项目 10 余项。 　　医院就诊的患者来自于省内、该市及周边省市，医院还建立了以哈市八区十一县结核防治所为辐射半径的结核病诊断治疗网络，为广大结核病患者提供更加快捷、方便的诊疗服务，为医疗卫生事业的发展而努力工作。

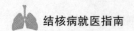

2. 专家简介

纪滨英

姓　名	纪滨英	性　别	女	年　龄	50 岁
科　室	结核内科	职　称	主任医师	现任职务	医疗副院长
工作单位	哈尔滨市胸科医院			联系电话	
出门诊时间	每周一全天			邮　箱	sxkjby@163.com
工作简历	1983 年—1988 年　佳木斯医学院学士 2001 年—2006 年　哈尔滨医科大学硕士 1988 年—1998 年　哈尔滨市胸科医院医师主治医师 1998 年—2003 年　哈尔滨市胸科医院副主任医师科主任 2003 年至今　哈尔滨市胸科医院主任医师副院长				
参加的学术组织及任职	中国防痨协会理事 黑龙江省防痨协会副理事长 黑龙江省医学会结核专业委员会副主任委员 黑龙江省临床肿瘤协会肺癌学组委员 黑龙江省职业卫生技术审查专家库专家 哈尔滨市医学会呼吸专业委员会副主任委员 哈尔滨市级领军人才梯队带头人 哈尔滨市防痨协会常务副理事长				
学术成就	从事结核病临床工作 26 年，从医以来共撰写论文 20 余篇，其中国家级 5 篇，论著两部，获市科技进步三等奖两项，市卫生局新技术应用奖多项，协作承担国家"十一·五"、"十二·五"复治耐药肺结核科研项目 3 项，市级结核病领军梯队带头人，市中青年专家。				
学术特长	擅长各种结核病的诊断、鉴别诊断和治疗，了解和掌握国内、国际结核病的新进展和新方法。在肺癌、肺炎与肺结核影像鉴别诊断方面有较深的造诣；在肺癌的综合治疗及术后辅助化疗方面有较高水平。				
给患者的忠告	结核病不可怕，可怕的是不被重视，延误就诊和治疗；结核病患者要自我调节，不能自暴自弃，主动接受他人的帮助；结核病患者如果没有合理的饮食和休息，就不会有好的治疗效果；要重视结核病的传染性，排菌期间不要接触健康人群。				

毛玉兰

姓　名	毛玉兰	性　别	女	年　龄	56 岁
科　室	结核八病区	职　称	主任医师	现任职务	科主任
工作单位	哈尔滨市胸科医院			联系电话	
出门诊时间				邮　箱	305408349@ qq. com
工作简历	1982 年 8 月—1987 年 9 月　在黑龙江省结核病院从事医师工作 1987 年 10 月—1995 年 8 月　在黑龙江省结核病院从事责任主治医师工作 1995 年 10 月　晋升为副主任医师 1997 年 10 月　起任黑龙江省结核病院内一科主任 2000 年　晋升为主任医师 2002 年 7 月　调入哈尔滨市胸科医院 2003 年 5 月　至今任哈尔滨市胸科医院结核八病区科主任				
参加的学术组织及任职	中国防痨协会会员 中国防痨协会神经系统结核病专业委员会专家组成员 黑龙江省防痨协会及哈尔滨市防痨协会会员 黑龙江省及哈尔滨市医疗事故鉴定委员会专家库成员 哈尔滨市防痨协会临床委员会主任 哈尔滨市医师协会理事				
学术成就	曾参加国家级科研项目；在研一省级科研项目；多年来撰写论文 20 余篇；获新技术应用奖 10 项，多项填补了省内空白。				
学术特长	肺结核、擅长肺部疑难疾病的诊断及鉴别诊断，肺部疾病危重症的抢救；难治性肺结核及结核性胸膜炎、结核性脑膜炎、结核性腹膜炎的治疗。熟练从事经纤维支气管镜介入治疗空洞型肺结核。开展的胸腔注射尿激酶预防治疗包裹性结核性胸膜炎、腹腔注射尿激酶预防结核性腹膜炎继发肠梗阻填补了省内空白。				
给患者的忠告	患结核病不可怕，可怕的是不及时接受规律的抗结核治疗；患结核病要到结核病专科医院及结防机构接受正规抗结核的治疗。				

王莲芝

姓　名	王莲芝	性　别	女	年　龄	47 岁
科　室	结核内科	职　称	主任医师	现任职务	科主任
工作单位	哈尔滨市胸科医院			联系电话	
出门诊时间	不固定，8 天一个门诊			邮　箱	1186433640@ qq. com
工作简历	1991 年毕业于哈尔滨医科大学，医学硕士。一直工作在结核内科临床一线，先后于上海肺科医院、北京朝阳医院进修学习，2004 年担任科主任，2006 年晋升为主任医师。熟练掌握结核内科尖端诊疗技术——气管镜技术及内科胸腔镜技术，是目前省内唯一开展内科胸腔镜技术的专家。具有丰富的临床经验、较强的责任意识、前瞻的科研能力和良好的职业道德。				
参加的学术组织及任职	中国防痨协会内镜及重症学组委员 省、市医学会医疗事故鉴定特聘专家 哈尔滨市防痨协会理事 哈尔滨市医师协会理事				
学术成就	曾主持省、市级课题 3 项，发表论文数十篇，论著一部，获省、市级新技术引进应用奖三项，市科技进步奖一项。现为市级领军人才梯队后备学科带头人，哈尔滨市第八批“有突出贡献的中青年专家”。				
学术特长	擅长内科胸腔镜技术、结核性胸腔积液与恶性胸腔积液的鉴别诊断、各型结核病的内科治疗、介入治疗及儿童结核病的治疗。				
给患者的忠告	相信科学，相信医生，积极治疗，摆正心态。				

二十三、长春市传染病医院

1. 医院简介

医院全称	长春市传染病医院
医院详细地址	长春市长吉南线三道段 2699 号
就医咨询电话	0431 – 85888167
就医咨询邮箱	Yiwuke12345@163.com
医院官方网站	
医院简介	长春市传染病医院是在长春市结核病医院基础上组建的传染病专科医院。编制床位 450 张，最高容纳量 650 张。现有在职职工 527 人，其中卫生专业技术人员 407 人，副高以上 89 人。该医院是吉林省医学会结核病分会、长春市医学会结核病分会两级主任委员单位。有一批知名的传染病专家，其中享受国务院特殊津贴者 6 人、省级专家 2 人、市级专家 7 人。医院设两个门诊、八个住院疗区、八个医技科室。拥有飞利浦平板大型 DSA、多排螺旋 CT、全自动生化分析仪、流式细胞仪、超声支气管镜等大型医疗设备 100 余件。先后有 30 项科研成果获部、省、市级科技进步奖励，参与国家"十一·五"重大科技项目研究 4 项，参与国家中医药管理局行业专项科技项目 2 项，引进重大新技术 18 项。医院在结核病诊治方面在该省居领先地位，其中结核性脑膜炎研治中心是国内首家结核性脑膜炎研究治疗机构，结核性脑膜炎诊治水平居国内先进，目前该中心为中国防痨协会临床专业委员会颅内结核病专业学组牵头单位；在结核性胸膜炎、耐药结核病、支气管内膜结核、艾滋病合并肺结核等疾病治疗方面亦独具特色。

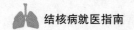

2. 专家简介

闫世明

姓　名	闫世明	性　别	男	年　龄	67 岁
科　室	结核性脑膜炎研究中心	职　称	主任医师	现任职务	科主任
工作单位	长春市传染病医院			联系电话	
出门诊时间				邮　箱	
工作简历	1969 年毕业于吉林医科大学，分配到中国人民解放军第二零八医院心血管内科，1984 年转业至长春市传染（结核）病医院，一直在结核病防治一线从事临床医疗工作，先后任科主任及业务副院长。				
参加的学术组织及任职	中国防痨协会临床专业委员会颅内结核学组组长 中华医学会结核病分会常务委员 吉林省呼吸病分会副主任委员				
学术成就	作为学科带头人开展了 17 项科研项目及 6 项新技术，其中 2 项荣获吉林省科技进步三等奖，1 项荣获长春市科技进步一等奖，7 项荣获长春市科技进步二等奖，4 项荣获吉林省卫生厅二、三等奖。多年来在国家级和省级杂志上发表论文百余篇，多次参加国际学术会议并在会议上进行论文交流，多次应邀出国讲学；作为主要编写人员参加编写了《临床结核病学》及《结核病治疗学》，作为副主编参加编写了 2011 年度和 2012 年度《结核病临床诊治进展年度报告》。				
学术特长	在结核病尤其是在结核性脑膜炎诊断、治疗方面有丰富的临床经验和较深的造诣。				
给患者的忠告					

邓 平

姓 名	邓平	性 别	男	年 龄	57 岁
科 室	结核内科	职 称	主任医师	现任职务	院长
工作单位	长春市传染病医院			联系电话	
出门诊时间				邮 箱	
工作简历	1987 年毕业于白求恩医科大学，先后任长春职工医科大学讲师、处长，长春市中心血站副站长、长春市医学会秘书长，2009 年至今任长春市传染病医院院长、长春市结核病防治所所长				
参加的学术组织及任职	中国防痨理事 中国防痨协会临床专业委员会委员 吉林省医学结核病分会主任委员				
学术成就	作为主要研究人员开展了 3 项科研项目，其中 1 项荣获长春市科技进步二等奖，1 项荣获吉林省科技进步三等奖，1 项为国家"十一·五"重大传染病研究防治科技重大专项。				
学术特长	在结核病内科诊治方面有一定经验。				
给患者的忠告					

韩利军

姓　名	韩利军	性　别	男	年　龄	44 岁
科　室	结核性脑膜炎研究中心	职　称	主任医师	现任职务	科副主任
工作单位	长春市传染病医院			联系电话	
出门诊时间				邮　箱	
工作简历	1997 年毕业于白求恩医科大学，一直在结核病防治一线从事临床医疗工作。1999 年曾在吉大一院国家神经内科培训中心进修一年，现任长春市传染病医院省、市结核性脑膜炎研究治疗中心副主任。				
参加的学术组织及任职	中国防痨协会结核病临床专业委员会颅内结核学组委员 吉林省医学会呼吸病分会委员 吉林省预防接种异常反应调查诊断专家 长春市防痨协会理事 长春市医学会结核病分会委员 长春市医学会医疗技术鉴定专家				
学术成就	作为主要研究人员开展了 8 项科研项目及 6 项新技术，其中 3 项荣获长春市科技进步二等奖，1 项荣获吉林省科技进步三等奖，2 项为国家重大传染病研究防治科技重大专项，2 项新技术荣获长春市创新优秀成果奖，2 项荣获长春市卫生局新技术二、三等奖。				
学术特长	在结核病尤其是在结核性脑膜炎诊断治疗方面有丰富的临床经验和较深的造诣。				
给患者的忠告					

二十四、沈阳市胸科医院

1. 医院简介

医院全称	沈阳市胸科医院、沈阳市第十人民医院
医院详细地址	辽宁省沈阳市大东区北海街 11 号
就医咨询电话	88323438 – 8037
就医咨询邮箱	Xkyyyb@ 126. com
医院官方网站	http：// www. xkyy. com
医院简介	沈阳市胸科医院始建于 1950 年，占地面积 5. 08 万 m^2。医院编制床位 800 张，现有职工 1393 人，其中卫生技术人员 804 人，副主任医师以上 110 人；拥有结核病专家组、肿瘤专家组，多名知名专家参加省内结核病的会诊、抢救、鉴定工作。医院围绕"大专科、小综合"的办院方向，形成了以结核病防治为重点，以肺部疾病为龙头，其他呼吸、心血管系统疾病等业务为重点、特色突出的专业技术发展格局。医院设有结核科、呼吸科、胸外科、骨外科、肿瘤外科、肿瘤内科、心内科、肾病科、神经科、呼吸康复科、急症科、重症医学科（ICU）等临床科室 23 个，检验科、放射影像科、药剂科、病理科、功能科、窥镜中心（纤支镜、胸腔镜）、结核病实验室等医技科室 7 个，医院同时开设哮喘、变态反应、淋巴科等特色门诊。

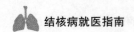

2. 专家简介

陈 巍

姓 名	陈巍	性 别	男	年 龄	50 岁
科 室	结核科	职 称	主任医师	现任职务	科主任
工作单位	沈阳市胸科医院			联系电话	
出门诊时间	每周一			邮 箱	13066585850@126.com
工作简历	1985 年 8 月—1993 年 8 月　沈阳市第一结核病医院临床住院医师 1993 年 8 月—2001 年 8 月　沈阳市第一结核病医院临床主治医师 2001 年 8 月—2008 年 8 月　沈阳市胸科医院临床副主任医师 2008 年 8 月至今　沈阳市胸科医院临床主任医师				
参加的学术组织及任职	中国防痨协会临床专业组委员 辽宁省防痨协会理事 沈阳市防痨协会理事 沈阳市医学会结核分会、传染病分会委员 沈阳市医学会医疗纠纷鉴定委员会专家成员				
学术成就	沈阳市"十百千"人才、沈阳市优秀科技工作者、沈阳市劳动模范、参与多项国家科技攻关项目研究。				
学术特长	耐药结核病诊断治疗。				
给患者的忠告	治愈结核病的关键不只是需要医生的一个治疗方案，更重要的是保证疗程的顺利完成。这需要医患双方共同配合努力。				

李成俊

姓　名	李成俊	性　别	男	年　龄	48 岁
科　室	结核科	职　称	主任医师	现任职务	科主任
工作单位	沈阳市胸科医院			联系电话	
出门诊时间	每周二（全天）			邮　箱	13840036215@163.com
工作简历	1990 年 7 月至今　沈阳市胸科医院				
参加的学术组织及任职	中共沈阳市大东区政协第十三、十四届委员 沈阳市防痨协会理事 沈阳市防痨协会科普专业委员会副主任委员 沈阳医学会医疗事故技术鉴定专家库成员 沈阳市劳动能力鉴定委员会专家库成员				
学术成就	曾在国家核心刊物上发表《胸腔镜介导下高频电刀辅助治疗结核性包裹性胸腔积液》、《镜下给药治疗耐多药肺结核病的临床研究》、《胸腔细导管闭式引流并注射山莨菪碱治疗结核性胸腔积液的疗效研究》等论文十余篇。参加承担国家科技重大专项"复发肺结核治疗方案的研究"任务，还曾参加"国家全球基金课题项目"的研究工作，从事国家卫生部"十一·五"、"十二·五"重大专项课题、省级课题及市局立项等的临床研究工作。				
学术特长	一直从事呼吸系统疾病及结核病的研究及临床工作 20 多年，对呼吸系统疾病、结核性胸膜炎、结核性腹膜炎及各种肺结核的诊治具有丰富的经验，对非结核分枝杆菌病的诊治亦有丰富的经验，尤其对结核性包裹性胸膜炎有独到的造诣，熟练掌握内科胸腔镜的操作，对不明原因胸腔积液的诊断以及经内科胸腔镜治疗难治性结核性胸膜炎（粘连、肥厚、包裹）具有丰富的经验。				
给患者的忠告	有病及时就诊，相信医生，相信科学。				

石 莲

姓　名	石莲	性　别	女	年　龄	48岁
科　室	结核科	职　称	主任医师	现任职务	科主任
工作单位	沈阳市胸科医院			联系电话	
出门诊时间	周一至周四			邮　箱	1063755668@qq.com
工作简历	1989年8月—2000年　沈阳市胸科医院工作 2000年至今　担任科主任工作				
参加的学术 组织及任职	沈阳市防痨协会临床专业委员会副主任委员 沈阳医学会结核病分会委员 沈阳市大专院校结核病鉴定组成员 沈阳市卫生局结核病质控中心成员 沈阳市防痨协会理事				
学术成就	参与"十一·五"国家重大专项"复发肺结核治疗方案研究"课题及"十二·五"国家重大专项"耐药结核病治疗"的课题研究工作。				
学术特长	曾参加全国结核病临床诊疗指南编写工作。先后发表国家级论文10余篇。近年来，参加国家CDC结核病影像培训班授课工作，为沈阳市健康教育讲师团专家，每年承担沈阳市健康教育讲座，及结核病相关宣教工作。				
给患者的忠告	结核病是慢性呼吸道传染病，掌握结核病防治科普知识，做好预防工作。对有可疑症状人群，及早就医、及早诊断、及早治疗。治疗坚持"早期、规律、联合、全程、适量"的原则。				

二十五、武汉市结核病防治所

1. 医院简介

医院全称	武汉市结核病防治所（武汉市肺科医院）
医院详细地址	武汉市硚口区宝丰路 28 号
就医咨询电话	027—83660176
就医咨询邮箱	whsjfsywk@163.com
医院官方网站	www.whjhb.org
医院简介	武汉市结核病防治所（武汉市肺科医院）成立于 1950 年，是湖北省唯一的结核病防治临床技术指导中心，承担省内疑难重症结核病患者的临床诊断与治疗，也是全国耐多药结核病防治示范区工作实施单位。 　　全院现有职工 350 余人，其中高级职称 40 余人，博士、硕士 30 余人，享受武汉市政府专项津贴专家 1 名。承担多项"十一·五"、"十二·五"国家重大科技项目；主持湖北省、武汉市科研项目 20 余项；获武汉市政府科技进步奖 2 项。现有核准床位 499 张；耐多药结核病诊疗、糖尿病合并肺结核治疗、纤维支气管镜介入诊疗为医院的特色诊疗，在国内处于先进水平。

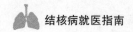

2. 专家简介

王卫华

姓 名	王卫华	性 别	女	年 龄	48 岁
科 室	所办	职 称	主任医师	现任职务	所长
工作单位	武汉市结核病防治所（武汉市肺科医院）			联系电话	027 – 83613724
出门诊时间	周一上午			邮 箱	Drwang65@163.com
工作简历	1987 年 8 月—1995 年 5 月　武汉市结核病防治所临床医师、科主任 1995 年 5 月—1998 年 10 月　武汉市结核病防治所医务科主任兼办公室主任 1998 年 10 月—2003 年 9 月　武汉市结核病医院（所）院长助理 2003 年 9 月—2009 年 9 月　武汉市结核病防治所副所长 2009 年 9 月至今　武汉市结核病防治所所长				
参加的学术组织及任职	中华医学会湖北分会呼吸专业学会委员 中国防痨协会理事 湖北省防痨协会副理事长 湖北省自然科学基金评审委员会专家 湖北省免疫规划专家咨询委员会委员 武汉市防痨协会理事长 《中华结核和呼吸杂志》编委 《中国防痨杂志》通讯编委 《结核病与肺部健康杂志》编委 《医药导报》编委 中国防痨协会理事				
学术成就	近 5 年来取得的主要学术成就：主持参与"十一·五"、"十二·五"重大科技专项项目 2 项、主持省自然科学基金项目 1 项以及全球基金耐多药结核病项目 1 项、参与国家自然科学基金项目 1 项，其中主持的 1 项科研项目成果荣获武汉市科学技术进步奖三等奖。主持完成武汉市创新人才开发资助项目 1 项，并荣获国家版权局专利。公开发表 SCI 论文 2 篇、中文核心期刊论文 2 篇。				
学术特长	耐多药结核病的发现、筛查、诊断、治疗与管理。HIV 合并结核病的诊断、治疗。				
给患者的忠告	结核病不可怕，可怕的是没有战胜疾病的信心。				

靖秋生

姓名	靖秋生	性别	男	年龄	49 岁
科室	呼吸内镜科	职称	主任医师	现任职务	科主任
工作单位	武汉市结核病防治所			联系电话	027 - 83602405
门诊时间	每周三上午			邮 箱	tuberculosis@ sina. com
工作简历	1987 年 7 月—1990 年 4 月　武汉市新洲区第二医院，内科医生 1990 年 5 月—2014 年 3 月　武汉市结核病防治所，内科、呼吸内镜科				
参加的学术组织及任职	中国防痨协会会员 《中国防痨杂志》审稿专家				
学术成就	长期从事结核病纤支镜介入诊疗工作，已进行了 2 万余例次纤支镜介入诊疗，无一例意外发生。在湖北地区率先开展经纤维支气管镜 KTP 激光治疗支气管结核、球囊扩张术治疗结核性狭窄支气管、导管扩张术治疗重度狭窄支气管，积累了丰富经验。主持市卫生科技项目一项，发表 SCI 论文 1 篇，核心期刊论文 10 余篇。				
学术特长	擅长呼吸内镜的常规诊疗技术和高级诊疗技术，如：介入激光治疗、导管或球囊扩张术、重症肺结核或窒息患者的临床抢救、经纤支镜气管插管等。				
给患者的建议	善待生命、善待自己。				

陆兰英

姓　名	陆兰英	性　别	女	年　龄	49 岁
科　室	结核科	职　称	主任医师	现任职务	科主任
工作单位	武汉市结核病防治所			联系电话	027 - 83602119
出门诊时间	每周一上午、周四下午			邮　箱	Lly2006oy@126.com
工作简历	1986 年 7 月—1993 年 2 月　武汉市东湖医院，内科、住院医师 1993 年 2 月至今　武汉市结核病防治所，住院医师、主治医师、副主任医师、主任医师				
参加的学术组织及任职	湖北省医学会结核病分会委员 武汉市医疗事故技术鉴定委员会专家 《中国防痨》审稿专家 《结核病与肺部健康杂志》审稿专家				
学术成就	主持市卫生科技项目一项，参与国家"十二·五"重大专项研究一项，全国多中心协作一项。				
学术特长	长期从事结核病临床工作，对肺结核病、支气管结核、耐多药结核的诊疗积累了丰富的临床经验。也擅长呼吸系统疾病的诊断和鉴别诊断。				
给患者的忠告	结核病别恐惧，但一定要听从医生的安排，坚持规则的治疗。				

二十六、西安市结核病胸部肿瘤医院

1. 医院简介

医院全称	西安市结核病胸部肿瘤医院
医院详细地址	西安市长安南路 127 号
就医咨询电话	029 – 85325019、029 – 85263333、029 – 85325010
就医咨询邮箱	
医院官方网站	http：www. xbjhzx. com
医院简介	西安市胸科医院始建于 1953 年，是西北地区实力最为雄厚的一所公立三级甲等结核病专科医院。医院人才济济，高级职称 68 人、中级职称 109 人。多年来坚持实施"科技兴院、人才强院"战略，造就了一支技术精湛、经验丰富、医德高尚、蜚声省内外的知名专家的医疗队伍。医院开放病床 800 余张，设有结核内科、外科、中西医结合科、呼吸肿瘤科、尘肺科、麻醉科、门急诊部等 12 个临床科室和药剂科、检验科、影像科、功能科、病理科等医技科室。主要收治各型肺结核、肺外结核、胸部肿瘤、尘肺及呼吸系统其他疾病。 医院医疗设备精良。主要有美国 GE 数字减影血管造影机（C 型臂）、德国西门子螺旋 CT、全身 X 线计算机体层螺旋扫描装置（16 排）、惠普彩色多普勒 B 超、GE 彩色多普勒超声诊断仪、医用 X 线诊断系统（CR）、荧光支气管镜及其成像系统、电子支气管镜摄像系统、全自动血气分析仪、电子胸腔镜、结核杆菌 RNA 快速检测仪、全自动分枝杆菌检测系统 960、荧光定量 PCR 检测仪、流式细胞仪、高效液相色谱仪、超声电导仪、全自动生化发光免疫仪等先进的医疗装备。 医院技术实力精湛。C 型臂引导给药治疗空洞型结核新技术、荧光纤支镜技术、无痛纤支镜技术、胸腔镜技术、介入技术、超声透皮靶位透药技术、冷冻治疗技术和可视引导下气管镜检查技术、介入性超声技术、T – sport 检测、耐药基因检测、结核菌型鉴定、二线药敏检验、结核菌噬菌体生物检测等国内领先的结核病实验室检测技术，提高了结核病的诊断、鉴别诊断和耐药、耐多药等难治性结核病的诊疗水平，形成了专科诊疗特色。医疗技术步入国内先进行列。医院胸外科开展微创治疗技术、肺段切除术、肺叶及胸腔内巨大纵隔肿瘤、支气管成型术、部分心包切除术等，处行业领先水平。 目前，结核病学科是省、市卫生厅局确定的重点学科，医院是西安市交通大学医学院教学单位，是省市医保、合疗、居民医保定点单位。医院环境优美，被授予"陕西省园林化医院"和"西安市绿色单位"称号。曾先后荣获全国卫生工作先进集体、卫生部医院文化建设先进单位、陕西省先进基层党组织、陕西省文明单位标兵、西安地区医疗机构行业作风建设先进单位等称号。

2. 专家简介

朱昌生

姓　名	朱昌生	性　别	男	年　龄	53 岁
科　室	胸外科	职　称	心胸外科 主任医师	现任职务	业务副院长
工作单位	西安市结核病胸部肿瘤医院			联系电话	
出门诊时间	周四上午			邮　箱	zhuchangshengdr @ hotmail. com
工作简历	1980 年 9 月—1985 年 7 月　西安大学医学系 1985 年 7 月至今　西安市结核病胸部肿瘤医院胸外科工作 1991 年 3 月—1992 年 3 月　上海市胸科医院全国胸心外科进修学习 1996 年 9 月—1999 年 7 月　西安市卫生局临床研究生学习				
参加的学术组织及任职	中国防痨协会常务理事 中华医学会会员 中华医学会陕西胸心外科分会委员 中华医学会西安市胸心外科分会常委 西安市肿瘤分会常委				
学术成就	承担和完成了省、市级多项课题研究。在国内杂志、刊物上发表论文 20 余篇。				
学术特长	肺结核、脊柱关节结核的诊断与外科治疗。肺部、纵隔、食道肿瘤的诊断与外科治疗。				
给患者的忠告	外科手术是治疗结核病的重要方法。				

党丽云

姓 名	党丽云	性 别	女	年 龄	50 岁
科 室	结核内科	职 称	主任医师	现任职务	业务副院长
工作单位	西安市结核病胸部肿瘤医院			联系电话	
出门诊时间				邮 箱	dangliyun@ sina. com
工作简历	1988 年 10 月—2005 年 3 月　西安市结核病胸部肿瘤医院四病科医师、副主任、主任 2005 年 4 月—2008 年 11 月　西安市结核病胸部肿瘤医院医务科科长兼四病科主任 2008 年 12 月至今　西安市结核病胸部肿瘤医院业务副院长				
参加的学术组织及任职	中华医学会陕西分会结核呼吸协会常务委员、结核病学组组长 中国防痨协会临床委员会结核学组成员 陕西防痨协会常务理事 西安结核呼吸协会副主任委员 西安市结核病优势专科学术带头人 《结核病与肺部健康》杂志编委				
学术成就	2013 年承担卫生部医药卫生科技发展研究项目；承担省市科研课题 2 项；参与全国多中心科研项目 4 项；《免疫调节剂配合全身化疗对复治菌阳肺结核治疗研究》获局级科研成果二等奖；《经支气管镜局部给药治疗耐药肺结核》获得局级科研进步奖；发表论文 20 余篇。				
学术特长	从事结核病临床工作 25 年，具备扎实的结核病理论基础和丰富的临床经验，擅长结核的诊断、鉴别诊断及治疗。在结核病的免疫治疗、支气管镜给药治疗空洞型肺结核、耐多药肺结核的治疗方面颇有研究。				
给患者的忠告	结核病患者并不可怕，关键是要早期诊断、规范治疗。				

许 优

姓 名	许优	性 别	男	年 龄	39 岁
科 室	内三科	职 称	副主任医师	现任职务	内三科主任、医务科长
工作单位	西安市结核病胸部肿瘤医院			联系电话	85325019
出门诊时间				邮 箱	xuyou7575@126.com
工作简历	1999 年毕业于西安医科大学临床医学系，同年来院工作；2003 年—2006 年就读于西安第四军医大学，获医学硕士学位，2009 年获得副主任医师资格，2010 年任内三科主任兼医务科科长。				
参加的学术组织及任职	陕西省医学会呼吸结核分会第九届委员会委员 陕西省医学会老年医学分会第七届青年委员会委员 陕西省防痨协会第五届理事会理事 西安医学会呼吸结核分会第八届委员会委员 西安市医学会医疗技术鉴定专家库成员				
学术成就	擅长呼吸结核科疑难病症的诊断与鉴别诊断，在结核病治疗和预防工作中有较高的造诣，特别是对老年结核病、耐药结核病的治疗及结核病介入治疗有深入的研究。完成了西安市科技局攻关项目《母牛分枝杆菌预防老年肺结核的实验研究》、陕西省卫生厅科技项目《C 型臂引导下空洞内给药治疗空洞型肺结核》及西安市卫生局科计项目《弹性导丝加中心静脉导管内置术治疗结核性多房性胸膜炎》的研究。在该专业核心期刊上发表论著 20 余篇。				
学术特长	各种结核病治疗。				
给患者的忠告	结核病患者要及时、正确、规范的治疗。				

二十七、贵阳市肺科医院

1. 医院简介

医院全称	贵阳市肺科医院
医院详细地址	贵州省贵阳市花溪大道北段 96 号
就医咨询电话	0851－5978950、5958617
就医咨询邮箱	Gysfkyyywk@126.com
医院官方网站	http://www.fkyy.com.cn/
医院简介	贵阳市肺科医院是贵州省唯一的肺部疾病三级专科医院，为贵州省呼吸道疾病诊断、治疗的权威机构。医院现有床位 487 张、专业技术人员 260 人、高级职称 32 人、中级职称 92 人。 　　医院的诊疗范围：肺结核及各种肺外结核的诊疗；慢性阻塞性肺部疾病、支气管哮喘与社区获得性肺炎等的诊疗；胸外科开展肺癌、胸部结核等的手术治疗，胸腔镜的微创治疗；骨科开展胸腰椎结核病灶清除术、小开窗手术治疗腰椎间盘突出症、肩腰腿痛、骨关节矫形功能重建、脊柱外科手术；开展肿瘤化、放疗及介入治疗。

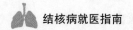

2. 专家简介

张廷梅

姓　名	张廷梅	性　别	女	年　龄	59 岁
科　室	结核科	职　称	主任医师	现任职务	科主任
工作单位	贵阳市肺科医院			联系电话	
出门诊时间	每周四上午			邮　箱	Zzttmm123@163.com
工作简历	1983 年　毕业于贵州省遵义医学院医疗系，获得学士学位。就职于贵阳市肺科医院（原贵阳市结核病院）长期从事结核病诊断治疗临床工作 1992 年—1993 年　在上海胸科医院肺内科进修结业				
参加的学术组织及任职	中国支气管病及介入肺脏病学会委员 贵州省中西医结合学会呼吸系病专业委员会副主任委员 贵州省医学会结核病分会常务委员 贵州省呼吸内科学会委员 贵阳市呼吸内科学会副主任委员 贵阳市防痨协会第四届理事会常务理事 贵阳市医学会第九、十届理事会理事				
学术成就	在省内、外杂志发表学术论文20 余篇。主持的科研项目获贵阳市科技进步二等奖 1 项，三等奖 3 项。				
学术特长	对结核病、耐药结核病诊断治疗、肺外结核及难治结核病处理；呼吸系统常见病、多发病处理均有丰富临床经验。 　　擅长支气管镜及内科胸腔镜诊断及介入治疗，除常规检查外还开展支气管结核介入治疗、煤尘肺肺叶灌洗、气管内异物取出及肺结核球及肺感染的介入治疗、危重患者的气道管理等。				
给患者的忠告	结核病可防可治，必须客观对待疾病，认真完成治疗。				

田建洪

姓 名	田建洪	性 别	男	年 龄	56 岁
科 室	骨外科	职 称	主任医师	现任职务	科主任
工作单位	贵阳市肺科医院			联系电话	
出门诊时间	每周一、三、五			邮 箱	
工作简历	1983 年 1 月—1993 年 5 月　在贵州省印江县人民医院外科（住院医师，主治医师） 1993 年 6 月—2005 年 10 月　在贵州省铜仁地区第二人民医院骨科（科主任，副院长） 2005 年 11 月—2008 年 10 月　在贵州省贵阳市花溪区人民医院骨科（大外科主任） 2008 年 11 月至今　在贵州省贵阳市肺科医院（骨外科主任，主任医师）				
参加的学术组织及任职	贵州省康复医学会常务副理事 贵州省脊柱脊髓专业学会常委 贵州省小儿外科学会常委 贵州省中医西医骨科专业学会常委				
学术成就	《小开窗椎管潜行扩大治疗腰椎管狭窄三联征》获 2000 年地区科技进步三等奖。 　在《中华外科杂志》、《中国实用外科杂志》、《临床骨科杂志》、《临床外科杂志》、《颈腰痛杂志》、《贵州医药》、《创伤外科杂志》共发表论文12 篇。				
学术特长	擅长脊柱外科、脊柱外伤、脊柱结核、椎管狭窄症、椎间盘突出。				
给患者的忠告	预防结核，从每个人做起，不随地吐痰，养成良好卫生习惯，定期做肺部健康检查。				

熊 敏

姓 名	熊敏	性 别	女	年 龄	51 岁
科 室	结核科	职 称	主任医师	现任职务	科主任
工作单位	贵阳市肺科医院			联系电话	
出门诊时间	周一全天			邮 箱	13885035009@163.com
工作简历	1984 年于贵阳医学院毕业后至今一直在贵阳市肺科医院从事临床工作				
参加的学术组织及任职	中华医学会贵州省医学会呼吸分会委员 中华医学会贵阳市医学会呼吸分会委员 中华医学会结核分会会员 中国医师学会会员				
学术成就	主持参加的课题：原发性支气管肺癌血清雌三醇和催乳素水平的研究；经支气管镜高频电治疗支气管内膜结核；严重耐多药结核发生率及二线抗结核药物敏感性研究；采用磁共振技术多参数功能成像对结核合并不典型肺癌早期诊断的实验及临床一期研究等。 发表了十多篇学术论文。 《支气管肺癌血清雌三醇和催乳素的临床研究》一文，获得贵阳市自然科学优秀学术论文三等奖。				
学术特长	肺结核、肺外结核及耐药结核的诊治。				
给患者的忠告	肺结核病患者的治疗，一定要在专科医师的指导下进行，方案要规范，疗程要足够。				

二十八、浙江省中西医结合医院（杭州市红十字会医院）

1. 医院简介

医院全称	浙江省中西医结合医院（杭州市红十字会医院） 浙江省结核病诊疗中心
医院详细地址	杭州市环城东路 208 号
就医咨询电话	0571 – 56109821、56109831
就医咨询邮箱	Hzhhyy. 2012@ sina. cn
医院官方网站	Hzhhyy. com
医院简介	浙江省中西医结合医院，又名杭州市红十字会医院，是全国首家三级甲等中西医结合医院，迄今已有 85 年的历史。核定床位数 1500 张，全院在编人数 1400 余人。 浙江省结核病诊疗中心，目前已成为全国规模最大、技术力量最雄厚、诊疗设备最先进的结核病诊疗中心之一。占地面积：近 1 万 m²；核定床位数：223 张，包含结核内科、结核外科、结核重症监护室等 3 个临床专科、职工 150 人，其中硕士研究生 18 名、博士研究生 4 名、主任医师 5 名、副主任医师 10 名。年门急诊量逐年增长，2013 年 10 万余人次；年出院人次逐年增长，2013 年出院近 4500 人次，是国家临床重点专科（2012 年）；国家中医药管理局中西医结合传染病临床基地；全国耐多药结核病治疗管理示范医院；浙江省中医药大学硕士点；浙江省中西医结合重点学科。技术辐射至全省及省外，区域外患者占比 50.15%。 主攻专业技术方向：中西医结合治疗结核病、内外科协作治疗结核病、危重症结核病的专科诊疗。

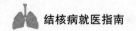

2. 专家简介

徐旭东

姓　名	徐旭东	性　别	男	年　龄	46 岁
科　室	结核外科	职　称	副主任医师	现任职务	科主任
工作单位	浙江省中西医结合医院 （杭州市红十字会医院）、 浙江省结核病诊疗中心			联系电话	
出门诊时间	每周二上午、周四上午			邮　箱	Doctorxxd@163.com
工作简历	1993 年毕业于浙江大学医学院（原浙江医科大学），分配于解放军 117 医院，先后从事肺科、ICU 工作，2001 年获浙江大学肿瘤外科专业硕士学位。2007 年部队转业分配到杭州市红十字会医院从事胸外科工作。现任结核外科、胸外科科室主任。从事临床工作 21 年。				
参加的学术组织及任职	浙江省抗痨协会理事 浙江省抗癌协会理事 杭州市中西医结合学会结核外科专业主任委员 杭州市医学会胸外科分会副主任委员				
学术成就	现正主持厅局级课题 2 项，参与多项国家级课题。在国内外专业期刊发表论文 10 余篇。				
学术特长	擅长于肺、食管、贲门、纵隔、胸壁、心包疾病的外科手术治疗，尤其对胸部肿瘤和结核病的诊断及外科治疗有丰富经验。精通电视胸腔镜微创手术、纵隔镜检查及 DSA 下血管介入技术。开创性地把肿瘤外科 En－Bloc 技术应用于难治性软组织结核（淋巴结结核、胸腹壁结核等）外科手术，取得了卓越的疗效。经鼻置入肠梗阻导管（Ileus Tube）小肠内排列术治疗结核性肠梗阻，手术成功率及防止复发的效果明显优于其他术式。现每年参加、主刀外科手术及介入手术 500 余例。				
给患者的忠告	调整心态，勇敢接受，永不放弃，相信科学，早日康复。				

蔡青山

姓　名	蔡青山	性　别	男	年　龄	48岁
科　室	浙江省结核病诊治中心	职　称	副主任医师	现任职务	主任助理
工作单位	浙江省中西医结合医院（杭州市红十字会医院）、浙江省结核病诊疗中心			联系电话	
出门诊时间	周三上午			邮　箱	caiqs66@163.com
工作简历	1984年—1989年毕业于新乡医学院医疗系，5年制本科，学士学位。1989年7月以优异的成绩获得留校任职，分配在新乡医学院第一附属医院、河南省结核病院工作，一直从事结核内科临床一线工作，兼任新乡医学院第一附属医院教学工作，具备扎实的基础医学知识和丰富的临床经验。1994年晋级为主治医师，2000年10月晋级为副主任医师。2003年5月调至杭州市红十字会医院结核科，仍然从事结核内科临床工作，被聘为副主任医师至今。				
参加的学术组织及任职	中国防痨协会临床专业委员会重症及介入专业学组委员 中国防痨协会临床专业委员会 杭州市中西医结合临床委员会结核内科委员会委员 《中国防痨杂志》审稿专家 《结核病临床诊治进展年度报告（2012、2013）》编辑委员会委员				
学术成就	主持和参与多项临床科研工作、Th_1/Th_2在结核性脑膜炎发病过程中的变化及临床意义（主持）、杭州市卫生局2005A004、2007年11月29日通过杭州市卫生局验收、2008年4月3日登记为浙江省科学技术成果登记号08001014。				
学术特长	长期从事结核科临床工作，具备丰富的结核专科知识。主攻肺结核的鉴别诊断，精通肺部CT片阅读及诊断技术；擅长支气管结核的诊断及治疗，熟练掌握支气管镜检查技术及多种支气管镜介入诊疗技术，如支气管镜下球囊扩张治疗术、经支气管镜肺活检术、经支气管镜淋巴结穿刺术、支气管镜下冷冻治疗术、支气管镜下氩气刀治疗技术、支气管肺泡灌洗术等；对结核性脑膜炎的诊疗及鉴别诊断有深入的研究；另外，对结核性胸膜炎、结核性腹膜炎、结核性心包炎、淋巴结核、肺结核合并大咯血的诊断及治疗有丰富的临床经验。				
给患者的忠告	结核病可控、可治。树立战胜疾病的信心；切勿自行中断治疗。				

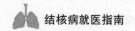

朱 敏

姓 名	朱敏	性 别	女	年 龄	51 岁
科 室	结核病诊疗中心	职 称	主任医师	现任职务	中心主任
工作单位	浙江省中西医结合医院（杭州市红十字会医院）、浙江省结核病诊疗中心			联系电话	
出门诊时间	每周二、五全天			邮 箱	zhumindoctor@163.com
工作简历	1984年8月—1997年9月　在湖南长沙铁五局医院工作，先后任住院医师、主治医师、副主任医师 1997年10月—1999年12月　在杭州市结核病防治院工作，任副主任医师、科主任 2000年1月至今　在浙江省中西医结合医院（杭州市红十字会医院）、浙江省结核病诊疗中心工作，任副主任医师、主任医师、中心主任				
参加的学术组织及任职	国家中医药管理局传染病协作组组长 中华医学会结核病分会委员 中国防痨协会结核病临床专业委员会内镜介入与重症学组委员 浙江省防痨协会临床专业副主委 浙江省、杭州市防痨协会常务理事 浙江省全球基金结核病防治项目专家组成员 浙江省、杭州医疗事故鉴定专家库专家 杭州市中西医结合学会结核病分会主委 杭州市预防医学会结核病防治专业委员会副主委 杭州市医学会传染病分会副主委 《中华结核和呼吸杂志》第八届编委及审稿专家 《中国防痨杂志》第八届编委及审稿专家				
学术成就	历年以第一作者在省级及国家级杂志上发表论文20余篇，参编美国哈佛大学医学院主编的《Global TB Control：Practices&Challenges》一书中第31章重症结核病的监护及治疗的编写。承担省中医药管理局、杭州市科技局、卫生局等各级科研课题多项，其中课题《浙江省结核分枝杆菌耐药基因的检测及临床应用价值》2008年获杭州市科技进步三等奖，排名第一；论文《结核性脑膜炎246例临床分析》2012年获浙江省自然科学优秀论文二等奖，排名第一，论文《警惕抗结核药物引起血液系统的异常》2005年获浙江省自然科学优秀论文二等奖，排名第一。				

续表

学术特长	从事结核病防治和临床工作近 30 年，技术精湛，擅长诊治各种类型肺结核及肺外结核，尤其是对耐多药肺结核病的治疗有丰富的临床经验；对胸部 X 片、CT 片的阅读具有较深的造诣；并擅长气管镜下的介入治疗。多次参加及主持省及国内的学术讲座，在省内及国内结核病领域有较高的知名度及学术地位，多次参加国际学术交流。
给患者的忠告	你我共同努力，消除结核危害。

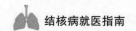

二十九、昆明市第三人民医院

1. 医院简介

医院全称	昆明市第三人民医院
医院详细地址	昆明市吴井路 319 号（吴井院区）、安宁市太平镇安康路（长坡院区）
就医咨询电话	0871 – 63552065、0871 – 68423602
就医咨询邮箱	ssyywk@ sina. com、ssycpyjk@ 126. com
医院官方网站	www. km3h. com
医院简介	昆明市第三人民医院成立于 1954 年初，是集医疗、科研、教学、社区卫生服务为一体的综合性三级医院。2003 年与昆明结核病防治院合并，成为西南地区规模最大的传染病医院。为昆明医科大学教学医院和省、市结核病医保定点医院。设吴井、长坡两个院区，开设 26 个临床医技科室，常设床位 800 余张，现有在职员工 1000 余人。其中结核病科、肝病科、感染性疾病科等 5 个科室为市级医学重点学科；建立了"昆明结核病临床诊疗中心"等 6 个市级医疗卫生技术中心。拥有一批省、市知名结核病诊治专家，诊断技术先进、治疗规范、合理、科学，擅长难治性肺结核、多耐药肺结核的诊治；持续开展结核脓胸、气胸、胸壁结核、淋巴结结核、脊柱、骨关节结核的外科手术治疗，在西南地区具有较高的知名度。

2. 专家简介

杜绍华

姓 名	杜绍华	性 别	男	年 龄	62 岁
科 室	结核科	职 称	主任医师	现任职务	主任医师
工作单位	昆明市第三人民医院长坡院区			联系电话	
出门诊时间	每周一、四			邮 箱	
工作简历	1968 年开始从事医疗工作，1974 年毕业于昆明医学院医疗系，同年 8 月分配到昆明结核病防治院从事结核科、普胸外科临床工作 38 年。曾任胸外科主任、副院长、代理院长。2003 年昆明结核病防治院并入昆明市第三人民医院，担任副院长至 2009 年，2004 年取得主任医师职称。				
参加的学术组织及任职	中华医学会心胸外科学会会员 中国防痨协会会员 中国防痨协会第十届理事会理事 云南省防痨协会第九届、第十届、第十一届副理事长 昆明医学会结核病分会名誉主任、顾问 昆明医科大学兼职教授 昆明医学会理事				
学术成就	撰写发表医学论文 40 余篇，参与编辑医学书籍 2 册获昆明市政府科技进步奖 1 次。受昆明市政府表彰 2 次，云南省卫生厅评先进表彰 2 次。昆明市卫生局表彰 5 次。主持省级医学继续教育 5 期，在报刊、电台撰稿科普文章 60 余篇。				
学术特长	擅长各型肺结核的诊治、脊柱、骨关节结核、淋巴结核、肾、肠结核、结核性脑膜炎的临床诊疗，胸肺部疾病和肿瘤的临床诊疗。主刀手术万余例，手术成功率 98%。是云南省知名的结核病科诊疗专家。				
给患者的忠告	珍惜生命、关爱健康、崇尚科学、战胜结核。				

李明武

姓　名	李明武	性　别	男	年　龄	46 岁
科　室	结核二科	职　称	主任医师	现任职务	科主任
工作单位	昆明市第三人民医院			联系电话	
出门诊时间	星期二（全天）			邮　箱	ynkmlmw@ sina. com
工作简历	1991 年　毕业于昆明医学院临床医疗系 1991 年 9 月—1995 年 7 月　在昆明市西山区人民医院工作 1995 年至今　在昆明市第三人民医院				
参加的学术组织及任职	中华医学会结核病专科分会青年委员 云南省呼吸学会委员 云南省防痨协会理事 云南省医学会第三届医疗事故技术鉴定专家库成员 云南省医学会预防接种异常反应鉴定专家库成员昆明结核病临床技术诊疗中心主任 昆明医学会结核病学专科分会主任委员 昆明医学会呼吸专科分会委员 昆明医学会第二届医疗事故技术鉴定专家库成员 昆明市中西医结合学会常务理事 昆明医学院兼职教授				
学术成就	在省内率先引进开展"结核感染 T 细胞斑点试验、靶位透药治疗肺外结核"、"内科胸腔镜对胸膜疾病的诊治"等国内领先水平的结核病诊疗技术，先后撰写论文多篇在专业杂志发表，主编《远离传染病》专著一本，参与编写了《国家医保用药指南》、《艾滋病临床表现图谱》等医学专著。				
学术特长	擅长疑难结核病诊断与鉴别诊断、重症结核、耐药结核病及结核病的各种并发症的诊治工作。				
给患者的忠告	健康的身体来自良好的生活习惯。				

姚顺坤

姓　名	姚顺坤	性　别	男	年　龄	58 岁
科　室	科教学术部	职　称	主任医师	现任职务	主任
工作单位	昆明市第三人民医院			联系电话	
出门诊时间	星期三全天			邮　箱	Yk13577120637@163. com
工作简历	1971 年 1 月—1973 年 8 月　在昆明结核病防治院工作 1973 年 9 月—1976 年 12 月　在昆明医学院学习 1977 年 1 月—2003 年 6 月　在昆明结核病防治院工作 2003 年 7 月至今　在昆明市第三人民医院工作				
参加的学术组织及任职	云南省防痨协会副秘书长 云南省预防医学会理事				
学术成就	发表论文 30 余篇，主编专著两部，获省科技成果奖一项，获市科技成果奖三项，曾任昆明市结核病科（重点专科）学术带头人及中国防痨协会学科带头人。				
学术特长	从事结核病防治及呼吸内科专业 40 年，擅长结核病及肺科疾病的诊疗。对结核病流行病学、结核菌素试验、卡介苗接种、菌阴肺结核的诊断、复治、难治及耐药肺结核诊疗有深入研究。				
给患者的忠告	患者肺结核后应到专业机构就诊，不要有病乱投医。				

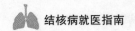

三十、深圳市第三人民医院

1. 医院简介

医院全称	深圳市第三人民医院
医院详细地址	深圳市龙岗区布吉布澜路 29 号
就医咨询电话	0755 - 61222333 - 4100
就医咨询邮箱	dsrmyytb@ 163. com
医院官方网站	http：//www. szdsyy. com/
医院简介	深圳市第三人民医院（原深圳市东湖医院）是深圳市属公立医院，功能定位为以感染病专科为特色的现代化综合医院。肺病科（结核科）是感染病科国家临床重点专科和深圳市结核病临床重点专科。由 2 个结核病区、1 个结核 ICU 病区和结核病专科门诊、放射科、微生物室、结核病实验室和国家结核病新药临床试验基地组成。病床 116 张、负压病房 16 间。医护人员 71 人，正、副高 10 人，博士、硕士 13 人。结核科能独立开展各种结核病诊疗项目，如支气管动脉栓塞术、电子支气管镜下球囊扩张术、胸腔镜、CT 和超声引导下的肺活检等国内先进诊疗技术。具备解决结核病临床诊治、疑难疾病的处理、耐多药结核病的综合治疗、危重症患者救治、病原学快速检测及结核病基础研究及新诊断技术研发能力。2007 年，专科在全国率先成功研发具有国际先进水平、用于结核菌感染诊断的结核菌特异性 γ - 干扰素检测试剂盒，获得 FDA 批文并在临床推广。结核病科对活动性肺结核诊断的准确率及对难治性结核和危重症结核病的综合救治能力达到国内先进水平。

2. 专家简介

蔡雄茂

姓 名	蔡雄茂	性 别	男	年 龄	61 岁
科 室	结核科	职 称	主任医师	现任职务	主任
工作单位	深圳市第三人民医院			联系电话	
出门诊时间	周三上午、周二、周五下午			邮 箱	caixiongmao@ 163. com
工作简历	1983 年 9 月—1984 年 11 月　在深圳市人民医院工作 1984 年 12 月至今　在深圳市第三人民医院工作（东湖医院）				
参加的学术组织及任职	中国防痨学会临床委员会委员 广东省医学会结核病学会委员 深圳市第三人民医院肺科主任 暨南大学医学院兼任教授				
学术成就	多年来，作为结核学科的带头人，抓好科室管理的同时一直从事结核科临床研究工作。为了让更多的患者康复起来，博览古今专业名著，结合临床经验，悉心求索，使自己在结核科研究领域取得较大成功。撰写论文及专著，承担临床科研课题，组织过全国性和省市级学术会议或学术活动，曾多次出国参加学术会议，进行学术交流。荣获多项科技成果奖，被深圳市卫生局评为优秀科技工作者、抗"非典"期间荣获深圳市"二等功"。在深圳市第三人民医院的传染病专科建设中及结核科作为深圳市重点专科的建设中倾注了无数心血。				
学术特长	在治疗多系统结核病及耐多药结核病，具有丰富的诊断治疗经验。				
给患者的忠告	及早就医。				

邓群益

姓　名	邓群益	性　别	男	年　龄	55 岁
科　室	肺一科	职　称	主任医师	现任职务	科主任
工作单位	深圳市第三人民医院			联系电话	
出门诊时间	周五上午、周日全天			邮　箱	qunyidoc@outlook.com
工作简历	1979 年 9 月—1984 年 6 月　就读于青岛医学院医疗系医疗专业获学士学位 1984 年 8 月—2000 年 8 月　在济宁医学院附属湖西医院呼吸内科工作 1996 年 9 月—1999 年 6 月　就读于山东医学院呼吸内科学专业获硕士学位 2000 年 9 月—2003 年 6 月　就读于华中科技大学同济医学院呼吸内科学专业获博士学位 2003 年 9 月至今　在广东医学院附属深圳市第三人民医院结核科；现任广东医学院附属深圳第三人民医院肺一科主任、主任医师，深圳市结核病临床重点专科学科带头人，感染科国家临床重点专科学术骨干				
参加的学术组织及任职	广东省肝脏病学会药学委员会委员 深圳市医学会呼吸分会副主任委员 深圳中西医结合学会呼吸专业委员会副主任委员 深圳市预防医学会结核病防治专业委员会委员 深圳市第四届感染病专业委员会委员 《中国防痨杂志》和《肺部疾病与健康杂志》两刊编委。				
学术成就	主持和参与国家自然科学基金各一项，参与广东省自然科学基金一项。主持深圳市科技重点项目一项，参与深圳市科技项目多项。作为协作单位负责人，主持了国家"十一·五"、"十二·五"、"艾滋病和病毒性肝炎等重大传染病防治"科技重大专项分课题三项。获中华预防医学会二等奖 1 项，深圳市科技进步一等奖 1 项。发表论文 20 余篇，参与编写《传染性非典型肺炎》、《新发传染病临床影像诊断》专著各 1 部。				
学术特长	从医近 30 年，对肺部疾病和结核病的诊治、疑难肺部疾病的鉴别诊断及危重症结核病的抢救积累了丰富的临床经验。对肺部影像诊断具有丰富的临床经验。擅长支气管镜和胸腔镜介入性诊断和治疗肺结核和支气管结核。				
给患者的忠告	学习结核病防治基本知识，充分了解结核病的危害。注意休息和营养，做好个人卫生、避免结核病的进一步传播。坚持规律服药，避免耐药性产生。注意药物副作用，积极配合结核科医生，增强战胜结核病信心。向周围接触者宣传结核病的防治知识。				

邓国防

姓　名	邓国防	性　别	男	年　龄	42 岁
科　室	肺二科	职　称	主任医师	现任职务	科主任
工作单位	深圳市第三人民医院			联系电话	
出门诊时间	周一上午、周六全天			邮　箱	Jxxk1035@ yeah. net
工作简历	1996 年 7 月—2013 年 4 月　江西省胸科医院结核内科 2002 年 2 月—2003 年 2 月　中国人民解放军总医院呼吸科进修学习 2005 年 9 月—2008 年 7 月　就读于南昌大学医学院呼吸内科，获硕士学位 2013 年 4 月至今　广东医学院附属深圳市第三人民医院肺二科				
参加的学术 组织及任职	中华医学会结核病学分会青年委员 中国防痨协会临床专业委员会重症及介入学组委员 深圳市医师协会感染病学分会常委				
学术成就	主持省自然科学基金课题 1 项、省科技社发基金课题 2 项、厅级课题 6 项、参与国家重大专项课题研究 4 项，发表论文 20 余篇、参与编写著作 2 部、成果鉴定 4 项。				
学术特长	长期从事结核病临床诊治工作，熟悉呼吸系统常见疾病及疑难危重病症的诊治，对肺部疾病的鉴别诊断，消化系统结核病、药物性肝炎及抗结核药物不良反应的处理等具有丰富的临床经验。擅长耐多药结核病的治疗和支气管结核的综合介入治疗。				
给患者的忠告	养成良好的生活行为方式，重在预防。坚持规范合理诊治，及时就医。战胜结核病，心系你我他。				

李国保

姓　名	李国保	性　别	男	年　龄	48 岁
科　室	肺病三科	职　称	主任医师	现任职务	科室主任
工作单位	深圳市第三人民医院			联系电话	
出门诊时间	周四全天			邮　箱	L3gb@qq.com
工作简历	1991 年 7 月—1992 年 6 月　河南省新乡市第二医院 1992 年 7 月—2005 年 12 月　河南省新乡市中心医院 2006 年 1 月—2007 年 6 月　福建省厦门市第三医院 2007 年 7 月至今　深圳市第三人民医院				
参加的学术组织及任职	中华医学会会员 中国防痨协会结核病临床专业委员会内镜介入与重症学组委员 深圳市呼吸专业委员会委员				
学术成就	荣获省科技成果奖 3 项、市科技成果奖 8 项、市科技进步奖 3 项、深圳市科技局立项 1 项；完成国家"十一·五"重大专项 2 项。承担国家"十二·五"重大专项 1 项。				
学术特长	擅长：呼吸系统疾病与结核病的临床诊治。在危重结核病、气管镜及机械通气的临床应用、耐药肺结核并呼吸衰竭诊治等方面有着丰富的经验。				
给患者的忠告	保持良好的心态和饮食起居。坚持不懈规范治疗，定期按时去医院随诊，按照医生嘱托治疗。				

三十一、无锡市第五人民医院（无锡市传染病医院）

1. 医院简介

医院全称	无锡市第五人民医院（无锡市传染病医院）
医院详细地址	无锡市崇安区兴源中路 88 号
就医咨询电话	0510 - 80219555 转 3130
就医咨询邮箱	WX - zhengjian@ 163. com
医院官方网站	http：//www. wuxi5h. com/
医院简介	我院是三级乙等传染病专科医院，承担无锡市和邻近地区的传染病防治任务，为全国综合（专科）中医药工作示范单位、国家中医传染病临床基地。目前为江南大学附属医院、南京医科大学教学医院、苏州大学教学医院、南京中医药大学教学基地和肝病研究生培养基地，无锡市肝病研究所也设在我院。 　　医院编制床位 380 张，实际开放床位 431 张，医院设有传染科、肝炎科（含重症肝炎科和中西医结合肝病科）、脂肪肝科、肿瘤科、结核科、呼吸内科、性传播疾病科（皮肤科）等。其中传染科为省级重点专科；中西医结合肝病科为省级中医重点专科；肝科为市级重点专科；检验科为市重点专科建设单位。2013 年顺利通过国家食品药品监督管理局对我院药物临床试验机构的资格认定。

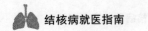

2. 专家简介

陈惠芬

姓　名	陈惠芬	性　别	女	年　龄	48 岁
科　室	结核科	职　称	主任医师	现任职务	科主任
工作单位	无锡市第五人民医院			联系电话	
出门诊时间	星期一上午			邮　箱	Chf008@163.com
工作简历	1986 年 8 月—2002 年 6 月　无锡肺科医院 2002 年 6 月至今　无锡市第五人民医院				
参加的学术 组织及任职	无锡市睡眠学组委员				
学术成就	"无锡地区结核分枝杆菌耐药状况的研究"获得南京医科大学科技发展基金重点项目资助。				
学术特长	从事肺科临床工作 25 年，熟练掌握肺科常见病、多发病的诊断、治疗，对肺部疑难疾病的诊断积累了丰富的临床经验，并熟练掌握支气管镜、内科胸腔镜、经皮肺穿刺、有－无创呼吸机等操作，在抢救急慢性呼吸衰竭、肺心病伴心功能不全、大咯血、窒息等肺科危重症患者经验丰富，同时在结核病规范治疗，特别是耐多药肺结核及气管、支气管结核的介入治疗上成绩突出。				
给患者的忠告					

郑　建

姓　名	郑建	性　别	女	年　龄	53 岁
科　室	结核科	职　称	主任医师	现任职务	科主任
工作单位	无锡市第五人民医院			联系电话	
出门诊时间	周五上午			邮　箱	WX－zhengjian@163.com
工作简历	1983 年 9 月—2002 年 6 月　无锡市肺科医院 2002 年 6 月至今　无锡市第五人民医院（无锡市传染病医院）				
参加的学术组织及任职	江苏省呼吸分会结核学组副组长 江苏省防痨协会理事 无锡市防痨协会副秘书长 无锡市呼吸专业委员会委员				
学术成就	2001 年、2004 年分别有三项新技术获无锡市新技术引进二等奖；2012 年肺结核的规范化诊治获无锡市适宜技术推广项目；2012 年参与两项科研立项获无锡市科技局指导性项目；2013 年参与南医大科技发展基金面上项目一项。				
学术特长	从事肺科临床工作 30 年，擅长胸部疾病的诊断与鉴别诊断，支气管镜、内科胸腔镜的临床应用，特别在结核病的规范化诊治、耐药结核的诊治、非结核分枝杆菌病的诊治、结核合并症及并发症的诊治、重症结核的抢救方面积累了丰富的临床经验。				
给患者的忠告	早就诊、早发现、规范诊疗，你我携手共同努力为实现无结核世界梦想而奋斗。				

黄捷晖

姓 名	黄捷晖	性 别	男	年 龄	46 岁
科 室	十一病区	职 称	主任医师	现任职务	科主任
工作单位	无锡市第五人民医院			联系电话	
出门诊时间	每周二上午			邮 箱	huangjiehui1968 @ sina. com
工作简历	1989 年—2002 年　无锡市肺科医院 2002 年至今 无锡市第五人民医院				
参加的学术组织及任职	江苏省预防医学会结核学组成员 无锡市医学会心血管分会委员				
学术成就	2009 年江苏省卫生厅医学新技术引进二等奖、2012 年无锡市科技局科研立项。				
给患者的忠告	呼吸危重症、呼吸内镜、呼吸疾病的介入治疗。				
给患者的忠告					

虞永鑫

姓　名	虞永鑫	性　别	男	年　龄	51 岁
科　室	呼吸科	职　称	副主任医师	现任职务	科主任
工作单位	无锡市第五人民医院			联系电话	
出门诊时间	周三上午			邮　箱	2065451025qq.com
工作简历	1982 年 7 月—2002 年 6 月　无锡市肺科医院肺内科 2002 年 7 月—2008 年 12 月　无锡市传染病医院肺内科 2009 年 1 月至今　无锡第五人民医院肺内科				
参加的学术组织及任职	中国防痨协会会员 无锡市医学会老年学组委员				
学术成就	"支气管镜下肺结核空洞"、"支气管结核微波介入治疗"和"结核分枝杆菌利福平耐药基因"临床研究，并获新技术引进奖。				
学术特长	从事肺内科临床工作 30 年，对肺部疾病的诊治有丰富的临床经验。擅长支气管镜、内科胸腔镜诊治和肺部感染、肿瘤的诊治。				
给患者的忠告	做一个有知识的人。				

欧勤芳

姓 名	欧勤芳	性 别	女	年 龄	44 岁
科 室	结核科	职 称	副主任医师	现任职务	副科主任
工作单位	无锡市第五人民医院			联系电话	
出门诊时间				邮 箱	ouqinfang@163.com
工作简历	1993 年 7 月—2002 年 6 月 无锡市肺科医院 2002 年 6 月至今 无锡市第五人民医院（无锡市传染病医院）				
参加的学术组织及任职	无锡市中西医结合专业委员会委员				
学术成就	2012 年参与肺结核的规范化诊治获无锡市适宜技术推广项目、2012 年获无锡市科技局指导性项目一项。				
学术特长	肺科临床工作 20 余年，主要从事结核科临床一线工作，擅长胸部疾病的诊断与鉴别诊断，在结核病的规范化诊治、耐药结核、非结核分枝杆菌病的诊治，结核合并症及并发症的诊治，重症结核的抢救方面积累了一定的临床经验。熟练掌握支气管镜、内科胸腔镜、经皮肺穿刺的临床应用。				
给患者的忠告	重视结核病规范诊疗，减少耐药结核，提高抗结核疗效。				

三十二、南宁市第四人民医院

1. 医院简介

医院全称	南宁市第四人民医院
医院详细地址	广西南宁市长堽路二里 1 号
就医咨询电话	0771 – 5622688、0771 – 5656520
就医咨询邮箱	
医院官方网站	www.nn4yy.com.cn
医院简介	南宁市第四人民医院是一所国家三级乙等传染病综合医院，以治疗艾滋病、结核病、肝病为主，建院已 52 年，医院占地面积 140 亩、编制床位 550 张、在职职工 702 名。其中，高级职称 62 人、中级职称 198 人。 　　医院设有艾滋病科（3 个病区）、结核病科（4 个病区）、传染科肝炎病区（2 个病区）、外科、内科儿科、妇产科、麻醉科、重症医学科、血液净化科等 15 个临床科室。艾滋病科、结核病科、肝病科、重症医学科、检验科为医院的重点学科。医院是收治"非典"、"禽流感"、"甲流"、"手足口病"等所有法定及新发传染病的定点医院；国家卫生部艾滋病临床培训基地；广西艾滋病临床治疗中心（南宁）、广西北部湾经济区传染病防控重点建设单位。 　　医院的愿景：用 5 年—10 年打造区域性的艾滋病临床治疗中心、结核病临床治疗中心、肝病临床治疗中心、突发传染病公共卫生事件救治中心和感染性疾病检验中心，把医院建设成为"立足首府、服务广西、面向东南亚"国内一流的现代化三级甲等传染病医院。

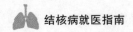

2. 专家简介

卢祥婵

姓　名	卢祥婵	性　别	女	年　龄	53 岁
科　室	结核科	职　称	主任医师	现任职务	结核病科主任
工作单位	南宁市第四人民医院			联系电话	
出门诊时间	每周二			邮　箱	LXC5627257@ 126. com
工作简历	1978 年 9 月—1983 年 6 月　就读于右江民族医学院临床医学专业 1983 年 7 月—1998 年 4 月　毕业后留校工作于右江民族医学院附属医院 1998 年 5 月至今 南宁市第四人民医院				
参加的学术 组织及任职	中华医学会传染病分会会员 广西防痨协会第五届理事 广西医师协会呼吸内科医师分会委员				
学术成就	一、主持或参与的科研课题 （一）已结题的项目： 1. 国家"十一·五"科技重大专项：艾滋病合并结核病患者双重感染治疗策略。 2. 艾滋病病毒感染者和艾滋病患者眼底病变的相关性研究（合同编号：Z2010158）。 （二）已完成病例数准备结题的项目： 1. HIV/AIDS 患者淋巴结结构改变与疾病进展的关系。 2. HIV－1 感染后髓系来源的抑制细胞对 CD_8^+ T 细胞功能的影响。排名第三。国家自然科学基金委员会资助项目（项目编号：81072423）。 （三）正在进行的科研项目： 1. 广西科技厅（广西科学研究与技术开发计划项目立项）：AIDS 并 TB 双重感染患者抗结核治疗对 HAART 后 HIV 耐药性影响的研究，并已按计划开展研究工作（任务书编号：桂科攻 1298003－1－3）。 2. 南宁市科技局科研立项 1 项（南宁市科学研究与技术开发计划课题）："艾滋病合并新型隐球菌性脑膜炎不同治疗方案疗效的临床研究"并已按计划开展研究工作（项目编号：20123165）。 3. 广西卫生厅自筹课题 1 项立项：艾滋病合并重症肺炎患者使用机械通气的临床研究（项目编号：Z2012625）。 4. 《全球基金耐多药肺结核项目》，该项目的治疗对象为所有确诊的耐多药/广泛耐药肺结核病患者，目前纳入项目患者已有 76 例。 5. 国家"十二·五"科技重大专项："艾滋病和病毒性肝炎等重大传染病防治"：《艾滋病合并结核病规范化治疗方案在示范区的应用及优化》

学术成就	（2012ZX10001 – 003 – 002）。 　　二、发表学术论文 20 多篇（核心刊物 19 篇，中华系列 2 篇） 　　三、获得的奖励和荣誉 　　2010、2012 年度其带领的团队荣获医院"科技先进集体"的称号。2011 年度被广西壮族自治区卫生厅评为"广西医药卫生科技工作先进个人"。连续两次年度考核被评为优秀及医院先进个人。2012 荣获年度杜丽群品牌专项建设工作先进个人、优秀共产党员；2012 年度荣获医院科技先进个人、2013 年获得"广西医药卫生适宜技术推广奖"二等奖。
学术特长	传染病（结核病；艾滋病合并结核病双重感染）。
给患者的忠告	了解现代结核病防治知识，正确认识结核病，改变对结核病的错误认识，尤其是了解化疗法在结核病治疗中的重要作用，树立能治愈结核病的信心。认识结核病的传染性、危害性和严重性，积极主动配合治疗，了解坚持规律用药，按要求定期复查的重要性和不坚持用药，不按时复查的危害性。如有漏服时家属及时提醒并进行补救，保证全程规律用药，以得到满意的疗效。同时，养成良好的卫生习惯，减少结核病的传播。总之，切实加强规范合理的化疗，真正了解到做到"早期、规律、合理、适量、全程"化疗是治愈结核病的根本措施。

林艳荣

姓　　名	林艳荣	性　别	女	年　龄	46岁
科　　室	结核病科四病区	职　称	副主任医师	现任职务	科主任
工作单位	广西南宁市第四人民医院			联系电话	
出门诊时间	星期一			邮　箱	Linyanrong2009 @126.com
工作简历	1989年7月—1994年2月　在广西武鸣华侨农场医院内儿科工作 1994年3月—1996年5月　在广西南宁市第四人民医院传四科工作 1996年6月—1997年4月　在广西南宁市第四人民医院综合门诊工作 1997年5月—1998年10月　广西南宁市第四人民医院肝炎二科工作 1998年11月至今　广西南宁市第四人民医院结核科工作				
参加的学术组织及任职	广西结核病控制专家委员会委员 广西医学会呼吸内镜学分会委员				
学术成就					
学术特长	结核病临床诊疗、结核病危重症救治、结核病介入治疗。				
给患者的忠告	早期、规律、联合、适量、全程。坚持就是胜利。				

王祖恩

姓　名	王祖恩	性　别	男	年　龄	54 岁
科　室	结核病科一病区	职　称	主任医师	现任职务	一病区主任
工作单位	南宁市第四人民医院			联系电话	
出门诊时间	每周五			邮　箱	Dr. wze@163.com
工作简历	1978 年 2 月—1982 年 1 月　右江民族医学院医疗系医学专业 1982 年 2 月—1985 年 12 月　广西南宁地区蒲庙水泥厂职工医院 1985 年 12 月至今　南宁市第四人民医院				
参加的学术组织及任职	中国防痨协会广西南宁分会会员				
学术成就	主持或参与多项课题的研究工作，其中：《初步探讨妇女妊娠合并肺结核 Th_1/Th_2 型细胞因子的免疫状态》课题同时获得广西医疗卫生科学研究基金和南宁市科学研究与技术开发计划项目，目前正在研究中；《HIV/TB 双重感染结核分枝杆菌耐多药现状的研究》这一课题经专家鉴定达到国内先进水平，获得广西医药卫生适宜技术推广三等奖，南宁市科学技术进步三等奖；《南宁市甲型 H_1N_1 流感临床治疗的相关性研究》经专家委员会鉴定，该项目已完成预期目标，取得了多项创新性的研究成果和良好的社会、经济效益；近年来在医学刊物上以第一作者发表学术论文 9 篇，其中核心期刊 1 篇。				
学术特长	从事传染病尤其结核病的临床诊疗工作近 30 年，具有系统的基础理论和专业知识，以及丰富的临床工作经验。擅长结核病的诊断、鉴别诊断和治疗，尤其对结核性胸膜炎、结核性脑膜炎、喉结核、支气管结核、骨关节结核、肺结核大咯血、自发性气胸以及急危重症结核病的救治具有丰富的经验；具有独立解决该专业复杂、疑难重大技术问题的能力；在院内率先开展电子支气管镜介导下冷冻治疗仪和氩气刀治疗气管、支气管结核；在 B 超引导下经皮微创胸腔置管闭式引流系统治疗结核性包裹性胸腔积液；在 CT 或 B 超引导下经皮肺穿刺活检术；经电子支气管镜和内科电子胸腔镜介入肺、胸膜活检术。通过引进新技术、新项目并推广应用，临床观察均取得了良好的效果，为结核病的诊断和鉴别诊断提供了病理依据，提高了肺部疾病的整体诊断水平。				
给患者的忠告	结核病本身并不可怕，通过规范治疗，在专科医生的指导下用药，大多数肺结核病患者是能治愈的。为此提醒肺结核患者在治疗时，首先要配合医生，坚持规则全程使用抗结核药物。其次要定期复查，尤其是痰结核菌检查，有利于医生及时了解病情变化，改进治疗措施。结核病患者一定不能随意停药，否则不仅会影响疗效，而且极易形成耐药结核病。服药期间，注意休息，不从事重体力劳动，加强营养。同时要树立战胜疾病的信心，消除焦虑、忧郁、孤独的心理。				

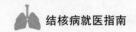

三十三、邯郸市传染病医院

1. 医院简介

医院全称	邯郸市传染病医院
医院详细地址	河北邯郸市和平路东段 472 号
就医咨询电话	0310－8122855
就医咨询邮箱	hjj3698@126.com
医院官方网站	http://www.hdcrbyy.com/
医院简介	邯郸市传染病医院始建于 1963 年 5 月，现为河北省卫生厅批准的邯郸市唯一的公立性传染病专科医院，河北省传染病医疗集团成员单位，邯郸市医保定点医院，全市各县（市区）新农合定点医院。邯郸市肝病重点学科、肺病重点发展学科，邯郸市疑难及重症肝病治疗中心。 　　医院占地面积 3.5 万 m^2，固定资产达 3 亿元。现在岗职工 658 人，主任医师 13 人，副主任医师 31 人，中级职称 111 人。医院医疗以西医为主，中西医结合。开放床位 500 张。有临床科室 21 个、医技科室 10 个，其中：有 4 个肺病科，主要诊治各型肺结核、难治型结核、全身各部位结核、肺炎等各种呼吸系统疾病。在对肺部疾病诊治上，被国家指定为河北省首批"全球基金耐多药肺结核"救治定点医院。

2. 专家简介

赵斗贵

姓 名	赵斗贵	性 别	男	年 龄	52 岁
科 室		职 称	主任医师	现任职务	党委书记、院长
工作单位	邯郸市传染病医院			联系电话	
出门诊时间				邮 箱	
工作简历	1982 年 10 月—1989 年 8 月　邯郸市中心医院放射科 1989 年 9 月—2010 年 12 月　邯郸市中心医院 CT、MR 主任 2010 年 12 月至今　邯郸市传染病医院党委书记、院长				
参加的学术组织及任职	河北省医院协会医学影像中心管理分会常务委员 河北省抗癌协会常委 河北省医学影像及功能检查专业委员会委员 河北省医学会放射学会委员 邯郸市医学会放射分会常委兼秘书 邯郸市医学会第二届医疗事故技术鉴定专家库成员 《中华现代影像学》杂志常委编委。				
学术成就	参与编著了《CT 诊断学》、《使用腹部综合影像诊断学肝脏分册》、《实用腹部综合影像诊断学胆囊、脾脏、腹膜腔及胃肠分册》、《医学影像质量控制与管理》、《螺旋 CT 与三维图像诊断学》、《中华实用医学理论与实践》等 6 部著作。 　　获邯郸市科研成果一等奖一次、二等奖一次、三等奖一次。 　　公开发表省级以上论文 20 余篇。				
学术特长	从事医学影像 30 年，具有扎实的理论知识、临床诊断经验和实践经验。				
给患者的忠告					

韩俊杰

姓　名	韩俊杰	性　别	男	年　龄	52 岁
科　室	肺四科	职　称	副主任医师	现任职务	副院长
工作单位	邯郸市传染病医院			联系电话	
出门诊时间	每周 2 次			邮　箱	hjj3698@126.com
工作简历	1984 年 9 月—1987 年 7 月　河北医学院邯郸分院医学专业学习 1988 年 2 月至今　邯郸市传染病医院工作 2003 年 9 月—2006 年 8 月 河北省尚义县挂职锻炼，任尚义县卫生局副局长兼县医院副院长 2005 年 9 月—2008 年 6 月 河北省省委党校在职研究生学习				
参加的学术组织及任职	河北省医学会结核病学分会常委 河北省医师协会结核病分会常委 河北省医师协会呼吸医师分会委员 河北省防痨协会理事 河北省医学会预防接种异常反应鉴定专家库成员 邯郸市医学会呼吸病分会常委 邯郸市医学会医疗事故技术鉴定专家库成员				
学术成就	曾在国家级医学核心期刊发表论文多篇，近两年发表了《复方丹参液治疗肺部霉菌性空洞》、河北医药《复方丹参液治疗难治性肺结核》等核心期刊论文；获得河北省科研成果 3 项。				
学术特长	从事结核病诊治 30 年，具有扎实的理论知识、临床诊断经验和实践经验。				
给患者的忠告					

刘斌远

姓 名	刘斌远	性 别	男	年 龄	50 岁
科 室	肺一科	职 称	副主任医师	现任职务	肺一科主任
工作单位	邯郸市传染病医院			联系电话	
出门诊时间	每周 2 次			邮 箱	
工作简历	1981 年 9 月—1984 年 7 月 就读于承德医学院医疗系 1984 年 9 月至今 工作于邯郸市传染病医院肺科 2009 年 3 月—2011 年 12 月就读于德州学院临床医学系（取得本科学历）				
参加的学术组织及任职	邯郸市预防接种异常反应专家鉴定成员 邯郸市公共卫生应急专家库成员 邯郸市老干部保健专家 邯郸市呼吸学会常委				
学术成就	获得 2 项卫生部颁发的科研成果证书；发表了 20 余篇省级、国家级论文。				
学术特长	参加工作近三十年以来，一直从事结核病的防治工作，拜国内著名的结核病专家马玙教授为师，对各种结核病的诊治有了较深的造诣，解决过不少疑难危重症患者的诊治问题。和市疾控中心防痨科的同道们努力协作，争取到了国家结核病的耐多药治疗项目，为该市的耐多药患者带来了福音，也给他们带来了免费治疗的机会。				
给患者的忠告	患了结核病一定要到专科医院早期规范治疗。				

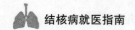

三十四、河北省沧州市传染病医院

1. 医院简介

医院全称	河北省沧州市传染病医院
医院详细地址	河北省沧州市运河区光荣路 68 号
就医咨询电话	0317 – 2152063
就医咨询邮箱	czscrbyy2009@ sina. com
医院官方网站	http// www. crbyy. net
医院简介	河北省沧州市传染病医院始建于 1979 年，是经河北省卫生厅批准的全市唯一合法收治传染病的专科医院，是沧州市城镇职工、城镇居民医保及新农合定点医疗机构，为全国结核病医院联盟成员单位、河北省传染病医疗集团成员单位。历经 30 多年的风雨历程，现已发展成为集医疗、教学、科研、预防、保健、康复为一体的二级甲等医院。经过多年的探索及研究，在结核病的诊断、重症肺结核、耐多药肺结核的治疗及肺结核急症抢救方面积累了丰富经验。 　　2013 年起，河北省将耐多药肺结核纳入新农合重大疾病保障范围，提高补偿比例，沧州市传染病医院被确定为沧州市唯一收治结核病及耐多药肺结核的定点医院。

2. 专家简介

张洪森

姓 名	张洪森	性 别	男	年 龄	49 岁
科 室	结核一科	职 称	副主任医师	现任职务	科主任
工作单位	沧州市传染病医院			联系电话	
出门诊时间				邮 箱	Zhanghs7677@ sina. com
工作简历	1984 年 8 月—1996 年 7 月　沧州地区卫生防疫站医师 1996 年 7 月—2001 年 4 月　沧州市传染病医院主治医师 2001 年 4 月至今　沧州市传染病医院副主任医师				
参加的学术 组织及任职	河北防痨协会会员 河北医学会传染病分会会员				
学术成就					
学术特长	肺结核及相关疾病的诊断治疗。				
给患者的忠告	及时就医结核可治。				

刘悦德

姓　名	刘悦德	性　别	男	年　龄	52 岁
科　室	结核二科	职　称	主任医师	现任职务	科主任
工作单位	沧州市传染病医院			联系电话	
出门诊时间				邮　箱	Czscrbyy2009@ sina. com
工作简历	1984 年 7 月　毕业于河北医学院 1984 年 8 月至今　于沧州市传染病医院工作				
参加的学术组织及任职	河北省呼吸病学会会员				
学术成就	国内外发表学术论文 20 余篇。				
学术特长	结核病诊治及重症抢救。				
给患者的忠告	医生的心都是长在患者身上的。				

黄顺利

姓　名	黄顺利	性　别	女	年　龄	50 岁
科　室	结核二科	职　称	副主任医师	现任职务	科室副主任
工作单位	河北省沧州市传染病医院			联系电话	
出门诊时间	每周 3 次			邮　箱	HSL2205@163.com
工作简历	1989 年　毕业于承德医学院 1989 年 8 月至今　在传染病院从事临床工作 2003 年　从事结核病诊疗工作				
参加的学术 组织及任职	河北省防痨协会 沧州市呼吸学会				
学术成就	介入治疗结核性胸膜炎、纤支镜介入治疗空洞性肺结核、支气管动脉栓塞治疗肺结核大咯血。				
学术特长	结核病诊治。				
给患者的忠告	合理用药，科学治疗。				

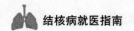

三十五、南通市第六人民医院

1. 医院简介

医院全称	南通市第六人民医院
医院详细地址	南通市港闸区永和路 500 号
就医咨询电话	0513－80886699
就医咨询邮箱	
医院官方网站	http：//www. nt6y. com/
医院简介	南通市第六人民医院即原南通市肺科医院始建于 1972 年，2010 年整体迁建市北新城核心区域建成综合性医院，医院为南通市卫生局直属医院。医院占地面积 4 万 m²，床位 500 张。该院结核科是南通市重点专科，被江苏省卫生厅列为南通地区提供结核病免费检查、治疗和耐多药患者的定点诊疗机构，是南通市乃至苏中苏北地区的结核病临床诊疗中心。 创建 40 年来拥有一批诊疗经验丰富、专业技术过硬的医护人员，有独立的 4 层诊疗大楼，床位 120 张。拥有国内外系列先进设备，包括美国 GE16 排螺旋 CT、柯达 CR、日立 8OOAM－X 光机、意大利 GMMDR、日本 Pentax 电子支气管镜、胸腔镜、德国 Siemens 彩超以及重症监护系统和远程医疗系统等，诊疗环境优雅。专设的耐药传染病区有负压层流病房，在硬件上弥补了南通地区传染病救治方面的空白。

2. 专家简介

施军卫

姓　名	施军卫	性　别	男	年　龄	52 岁
科　室	结核科	职　称	主任医师	现任职务	副院长
工作单位	南通市第六人民医院			联系电话	
出门诊时间	周一			邮　箱	Jsntsjw_ 62@163.com
工作简历	1987 年 8 月—2010 年 9 月　南通市肺科医院住院医师、主治医师、副主任医师、主任医师 2010 年 10 月至今　南通市第六人民医院副院长				
参加的学术组织及任职	江苏省医学会呼吸学会结核学组副组长 江苏省中西医结合学会外治法专业委员会委员 南通市医学会结核病分会主任委员 南通市医学会呼吸分会副主任委员 南通市医学会传染病学会副主任委员 南通市呼吸学会哮喘联盟副主任委员				
学术成就	主持完成多项科研项目，研究成果达国内领先水平，共获市级财政资助科研项目 7 项，获得市级科学进步三等奖 1 项、四等奖 1 项，获新技术引进奖二等奖 2 项、三等奖 3 项。并在核心期刊上发表论文十余篇。				
学术特长	擅长肺结核、肺部肿瘤以及肺部弥漫性病变的诊断与鉴别诊断，对结核性脑膜炎、骨结核、淋巴结结核等肺外结核和慢性咳嗽、哮喘的诊治有独到之处，尤其对大咯血、呼吸衰竭、肺心病等重症疾病的抢救具有多年临床经验。对慢性咳嗽的鉴别诊断与治疗、肺结核、结核性脑膜炎、骨结核、淋巴结结核的治疗有丰富的经验，在哮喘的治疗上也有独到之处。				
给患者的忠告	肺结核病虽然对身体健康危害大，但它是一种可防可治的疾病。平时注意合理膳食，加强体育锻炼，养成这样良好的生活习惯，增强自身免疫力是最好的预防方法。一旦得病，一定要到结核病防治机构进行正规的化学药物治疗。				

袁　瑛

姓　名	袁瑛	性　别	女	年　龄	49 岁
科　室	结核科二病区	职　称	主任医师	现任职务	科主任
工作单位	江苏省南通市第六人民医院			联系电话	
出门诊时间	每周四			邮　箱	Yuanying219@ sina. com
工作简历	1989 年 7 月　毕业于南京医学院 1989 年 8 月至今　南通市结核病防治院、南通市肺科医院、南通市第六人民医院工作				
参加的学术组织及任职	南通市传染病学术组				
学术成就					
学术特长	擅长肺结核、结核性胸膜炎的诊断、鉴别诊断、治疗，耐多药结核病的诊断、治疗；严重药物性肝损害的救治；呼衰患者的抢救，气胸、结核性脓胸的治疗。擅长肺结核、肺部肿瘤以及肺部弥漫性病变的诊断与鉴别诊断，对结核性脑膜炎、骨结核、淋巴结结核等肺外结核诊治有独到之处，尤其对大咯血、呼吸衰竭、肺心病等重症疾病的抢救具有多年临床经验。				
给患者的忠告	注重平时身体的变化，发现异常及时就诊，听从医生的劝告，提高生活质量。				

秦志华

姓 名	秦志华	性 别	男	年 龄	46 岁
科 室	结核科	职 称	主任医师	现任职务	科主任
工作单位	南通市第六人民医院			联系电话	
出门诊时间	周五			邮 箱	ntqzhua@ 163. com
工作简历	1992 年 8 月—2010 年 10 月　南通市肺科医院 2010 年 10 月至今　南通市第六人民医院				
参加的学术组织及任职					
学术成就	主要参与完成国家"十一·五"科技重大专项课题《氯法齐明治疗耐多药结核病的安全性、耐受性及有效性多中心、对照临床的研究》、国家"十一·五"科技重大专项课题《以重组 IL－2 和 GM－CSF 辅助治疗难治性肺结核缩短疗程及提高疗效的研究》。首次在南通地区引进新技术项目《超声电导仪透药治疗难治性淋巴结结核和结核性胸膜炎》。				
学术特长	结核病的诊治。对耐多药肺结核、结核性脑膜炎、淋巴结结核、骨关节结核、慢性阻塞性肺病、慢性咳嗽、胸腔积液及呼吸内科各种急危重症疾病的抢救治疗积累了丰富经验，尤其擅长经支气管镜诊治支气管肺疾病、支气管结核、耐多药结核及非结核分枝杆菌肺病的诊治				
给患者的忠告	治疗一定要遵循"早期、联合、适量、规律、全程"的原则，才能获得高的治愈率及低复发率。坚持定期复查，药物的调整及停药要听从专科医师的意见。注意休息营养，生活规律，避免受凉及重体力活动。戒烟酒。注意呼吸卫生、咳嗽礼仪，避免将疾病传染给其他人。				

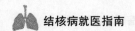

三十六、烟台市北海医院

1. 医院简介

医院全称	烟台市北海医院
医院详细地址	山东省龙口市泺水河东路 162 号
就医咨询电话	15315140016
就医咨询邮箱	jiaolunxian@163.com
医院官方网站	无
医院简介	烟台北海医院现为烟台市卫生局直属二级甲等综合医院，是烟台市卫生局指定的、目前唯一的市级结核病专科医院、市级耐多药结核病专科医院，医院设呼吸内科、结核病内科、结核外科、心理康复等 12 个临床科室，专业技术人员 430 人。北海医院治疗结核病历史悠久，在胶东地区可以说是享有盛誉、有口皆碑的。患者也是来自全国各地，慕名而来，满意而归。目前，医院设两个结核病内科病区、一个结核病外科病区、一个结核病外科手术间，结核病开放床位 100 张。2013 年建成了独立的耐多药门诊和耐药结核病病房，有专业的结核病医护人员 50 人，其中具有高中级专业技术职务资格的 42 名。 　　医院自身投入共 500 万建成了符合生物安全 2 级的实验室，目前拥有国内领先的结核病诊断及鉴别诊断设备，能够进行痰涂片、传统结核菌培养 + 药敏，快速结核菌培养 + 药敏及结核菌菌型鉴定、DNA 检测等，为耐多药结核病的筛查和确诊提供了最可靠的依据。

2. 专家简介

贾书妍

姓　名	贾书妍	性　别	女	年　龄	56 岁
科　室	呼吸内科	职　称	主任医师	现任职务	内科主任
工作单位	烟台市北海医院			联系电话	
出门诊时间	每周二			邮　箱	无
工作简历	1984 年参加工作至今 30 年，从事呼吸内科临床治疗工作，积累了丰富的工作经验，主任医师、内科主任，先后在省及国家级刊物发表论文多篇，科研成果一项，获山东省科技厅科技进步二等奖。				
参加的学术组织及任职	山东省呼吸医师协会会员 烟台市医学会呼吸内科委员 烟台市医疗事故鉴定委员会委员				
学术成就	《山东医药·老年肺结核 100 例临床分析》、《中国防痨杂志·老年初治肺结核合并糖尿病 63 例临床分析》，与他人共同研制医用一次性生物防护服获山东省科技进步二等奖。				
学术特长	对呼吸内科常见病、疑难病及结核病的诊断、鉴别诊断、治疗有丰富的临床经验。				
给患者的忠告	规律治疗结核病。				

焦伦先

姓　名	焦伦先	性　别	男	年　龄	45 岁
科　室	结核病科	职　称	副主任医师	现任职务	结核病科主任
工作单位	烟台市北海医院			联系电话	
出门诊时间	每周二			邮　箱	*jiaolunxian@ 163. com*
工作简历	1993 年参加工作至今 20 年，一直从事结核病的社会防治和临床治疗工作，积累了丰富的工作经验，副主任医师、结核病科主任，先后在省及国家级刊物发表论文多篇，科研成果一项，获山东省科技厅科技进步三等奖，连续多年被评为烟台市结核病防治先进个人。				
参加的学术组织及任职	山东省防痨协会会员 烟台市感染病学会副主任委员				
学术成就	"烟台市 1992 年—2001 年预防控制传染性肺结核干预措施的研究与应用"获山东省科技厅科技进步三等奖。				
学术特长	对结核病的诊断、鉴别诊断、治疗有丰富的临床经验，尤其对复治、耐药、耐多药肺结核及肺外结核的诊断、鉴别诊断和临床治疗有独到的造诣。				
给患者的忠告	结核病的治疗疗程长，药物副反应多，应规律、全疗程服药并定期复查，多与大夫沟通，千万不要随意中断治疗或不规律服药，否则极易因耐药而治疗失败。				

三十七、牡丹江市康安医院

1. 医院简介

医院全称	牡丹江市康安医院
医院详细地址	牡丹江市爱民区西地明街 358 号
就医咨询电话	0453－6533575
就医咨询邮箱	13836370107@163.com
医院官方网站	www.mdjkayy.com
医院简介	牡丹江市康安医院（原传染病医院）为三级甲等专科医院，承担着黑龙江省东南部地区的结核而及肝病的诊断及治疗任务，为"全国结核病联盟"成员单位。结核专业分五个病区，开放床位 280 张，主任医师 7 名、副主任医师 8 名。开展结核感染 T 细胞检测、结核分枝杆菌耐药突变基因检测及抗酸分枝杆菌菌种鉴定等最新技术，对结核病及耐药结核病的诊断及治疗具有划时代意义，并与国家接轨。 科研方向：①耐药结核病的诊断、鉴别诊断及治疗；②非应用激素治疗结核性脑膜炎方案的研究；③非结核分枝杆菌病（NTM 病）的诊断及治疗。 参加国家"十一·五"专项课题《氯法齐明及阿莫西林克拉维酸钾治疗耐药结核的多中心对照、开放的临床研究》，在研市级课题《非应用与应用激素治疗结核性脑膜炎临床对比研究》及《抗酸杆菌菌种鉴定诊断 NTM 病的临床研究》，在研省级课题《基因芯片技术与液体快速培养技术诊断耐药结核病的对比研究》。 团队的宗旨：致力于结核病的诊断及治疗，你我共同努力，消除结核危害。

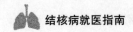

2. 专家简介

马 力

姓名	马力	性别	男	年龄	58 岁
科室	七病区	职称	主任医师	现任职务	科主任
工作单位	黑龙江省牡丹江市康安医院			联系电话	
出门诊时间	每周一至周五			邮 箱	
工作简历	1982 年至今牡丹江市结核病医院				
参加的学术组织及任职	黑龙江省医学会结核专业委员会委员 牡丹江市医学会结核专业委员会副主委 牡丹江市医学会呼吸专业委员会副主委 牡丹江市医学知名专家				
学术成就					
学术特长	呼吸系统及结核病的的诊治。				
给患者的忠告	结核病可防可治、遵从医嘱、面对现实。				

杜 鹏

姓名	杜鹏	性别	男	年龄	55 岁
科室	8 病区	职称	主任医师	现任职务	科主任
工作单位	黑龙江省牡丹江市康安医院			联系电话	
出门诊时间	不确定，每隔 10 天出一次门诊			邮 箱	dupengmdj@ 126. com
工作简历	1975 年 12 月—1979 年 1 月　牡丹江汽车发动机厂工人 1979 年 1 月—1981 年 12 月　牡丹江医学院专科学生 1982 年 2 月—2008 年 12 月 牡丹江结核肿瘤医院 其中： 1989 年　晋升主治医师 1999 年　晋升副主任医师 1997 年　被聘为正科级（卫生局） 2004 年　被聘为正科级（卫生局） 2006 年　毕业牡丹江医学院专升本学校 2007 年　晋升主任医师 2008 年 12 月 牡丹江市传染病医院（现牡丹江市康安医院）八病区主任（正科级）|				
参加的学术组织及任职	牡丹江市医学会结核专业委员会主任委员 牡丹江市医学会呼吸专业委员会副主任委员 牡丹江市防痨协会理事					
学术成就	从事结核病防治工作 30 余年来，积累了丰富的临床经验，在结核病的诊断，鉴别诊断。结核病并发症及其合并症，肺外结核等结核病相关疾病诊断、治疗上颇具造诣。撰写论著一部、国家级论文 6 篇、省级论文 10 余篇。多次获得市级科技成果奖、科学进步奖和新科技应用奖。参加了"国家'十一·五'科技重大专项课题重大新药新创制"即"氯法齐明治疗耐药结核病的安耐受性和有效性的多中心，对照临床研究"的科研项目研究。					
学术特长	呼吸内科及结核内科专业。					
给患者的忠告	有些疾病重在预防，一旦身体有不适，一定要到正规医疗部门诊治！有病不到医院治疗是万万不能的，但是医院不是万能的。					

楚丽香

姓 名	楚丽香	性 别	女	年 龄	50 岁
科 室	结核科	职 称	主任医师	现任职务	主任
工作单位	牡丹江市传染病医院			联系电话	
出门诊时间	全年无休日			邮 箱	13836370107@163.com
工作简历	1990 年毕业于黑龙江中医药大学，学士学位，一直从事结核专业临床工作；2006 年晋升为主任医师，曾在北京胸科医院进修学习。现任牡丹江市康安医院结核科主任。				
参加的学术组织及任职	黑龙江省医学会结核专业委员会委员 牡丹江市结核专业学科带头人 牡丹江市医学知名专家 牡丹江市医学会结核专业副主委 呼吸专业委员会委员 血液专业委员会委员 全科医学专业委员会委员				
学术成就	《常规腰椎穿刺放液并鞘内注射加短程化疗治疗结核性脑膜炎 350 例临床研究》获市级科技成果奖。2010 年参加北京胸科医院主持的国家"十一·五"重大专项课题《氯法齐明及阿莫西林克拉维酸钾治疗耐药结核病的安全性、耐受性和有效性的多中心、对照、开放的临床研究》。2013 年在研市级课题《非应用与应用激素治疗结核性脑膜炎临床研究》。2013 年在研省级课题《基因芯片和液体快速培养技术诊断耐药结核病的对比研究》。2014 年在研市级课题《抗酸分枝杆菌菌种鉴定诊断 NTM 病临床研究》。				
学术特长	结核病的诊断、鉴别诊断及治疗。				
给患者的忠告	认真配合医生遵守抗结核治疗原则"早期、联合、适量、规律、全程"，你我共同努力，消除结核危害。				

三十八、济宁市传染病医院

1. 医院简介

医院全称	济宁市传染病医院（济宁市第四人民医院）
医院详细地址	济宁市北郊九米堌堆
就医咨询电话	0537—2042120
就医咨询邮箱	Syyjb2009@126.com
医院官方网站	www.jncrb.com
医院简介	济宁市传染病医院成立于1957年，为鲁西南建院最早、综合实力最强的一家地市级传染病医院。医院是济宁医学院实践教学基地、全市结核病定点医院、全国结核病医院联盟成员单位。 　　医院编制床位310张，其中结核病床120张。设有结核病科、肝病科、外科、ICU等16个临床及医技科室。拥有C型臂、CT、全自动生化分析仪、纤支镜等先进医疗设备。对结核病、肝病、手足口病等法定传染病的诊治居国内先进水平。近年来，医院开展了耐多药结核病的诊治、结核病大咯血介入治疗等新项目，每年收治结核病患者1000余例。 　　医院与北京地坛医院、上海公共卫生临床中心、山东省胸科医院等多家医院建立协作关系。"传染病科"为"济宁市'十二·五'中医药重点专科"。

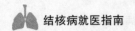

2. 专家简介
石俊仕

姓　名	石俊仕	性　别	男	年　龄	49 岁
科　室	结核科	职　称	主任医师	现任职务	副院长
工作单位	济宁市传染病医院			联系电话	
出门诊时间	周四全天			邮　箱	shijunsh2003@163.com
工作简历	参加工作 25 年，一直从事结核病临床与预防工作。1989 年到 2010 年在济宁市结核病防治所从事结核病预防与临床工作。先后参加国家与省结核病学习班 50 余次。在国家、省和市级结核病医院学习三次。曾获得济宁市卫生系统青年岗位能手、山东省结核病防治工作先进个人并获三等奖等。				
参加的学术组织及任职	山东省预防接种专家库成员 山东省防痨协会理事 济宁市防痨协会副理事长 济宁市预防医学会副秘书长、常务理事				
学术成就	主持参与结核病省市科研 4 项，2 项获科技进步奖。撰写科研论文 40 篇，参编著作 5 部。				
学术特长	疑难结核病、耐药结核病诊断与治疗。				
给患者的忠告	结核病的治疗贵在坚持，半途而废会使结核病的治疗愈来愈难。				

谷强业

姓 名	谷强业	性 别	男	年 龄	45 岁
科 室	结核科	职 称	副主任医师	现任职务	结核科主任
工作单位	济宁市传染病医院			联系电话	
出门诊时间				邮 箱	guqiangye@ qq. com
工作简历	参加工作20年，一直在传染病一线工作。先后在济宁医学院附属医院重症监护室、北京佑安医院、北京胸科医院进修学习传染病临床及结核病临床诊疗。2001年获济宁市卫生系统青年岗位能手，2011年山东省爱国卫生运动会及山东省卫生厅聘为"健康山东"首届健康大使。济宁医学院兼职副教授，兼职传染病临床教学工作。撰写论文10余篇，参编著作多部，参与科研课题多项。				
参加的学术组织及任职	济宁医学会防痨学会任理事 济宁呼吸学会委员				
学术成就					
学术特长	结核病极其并发症诊断、鉴别诊断与治疗，特别是重症结核病的诊疗。				
给患者的忠告	患结核病不可怕，可怕的是不能正确的面对，以及不能早期合理科学规范的治疗。				

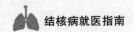

王秀珍

姓　名	王秀珍	性　别	女	年　龄	48 岁
科　室	结核门诊	职　称	副主任医师	现任职务	
工作单位	济宁市传染病医院、济宁市结核病防治所			联系电话	
出门诊时间	周三			邮　箱	Wangxiuzhenjfs@163.com
工作简历	1990 年于济宁市结防所从事结核病防治工作至今				
参加的学术组织及任职	山东省呼吸与健康形象大使 山东省呼吸病协会委员 济宁防痨协会会员 济宁老年医学会会员 康复医学会委员				
学术成就	课题：含 OFX 方案加大剂量激素治疗结核性胸膜炎的研究。 著作：《肺结核的诊断与治疗》、《危重症救护手册》、《成分输血与临床》。 专利：①实用型肺穿刺床；②实用型医院消毒车。				
学术特长	结核病的诊断与治疗，尤其是结核性胸膜炎的鉴别诊断与治疗。				
给患者的忠告	遵医嘱坚持服药完成疗程，按时复查。				

三十九、佛山市第四人民医院

1. 医院简介

医院全称	佛山市第四人民医院（佛山市结核病防治所）
医院详细地址	佛山市禅城区金澜南路 106 号
就医咨询电话	0757 – 82287958、0757 – 83105778
就医咨询邮箱	fsjfk82287958@ vip. 163. com
医院官方网站	http：//www. fsmby. com. cn/
医院简介	佛山市第四人民医院是佛山市唯一的结核病定点医院，设病床约 200 多张，并设有 ICU 科。是中国防痨协会理事单位、广东省防痨协会副会长单位，佛山市防痨协会会长单位，广东省结核病学分会常委，佛山市结核病学分会主委单位。其中结核病防治科、呼吸科在佛山市为颇具影响力的科室。结核病防治科在结核病的诊断、鉴别诊断，老年肺结核及结核病相关疾病的诊治有着丰富的经验；在耐多药结核病诊治、结核病介入治疗、危重症结核抢救治疗等方面疗效显著。

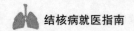

2. 专家简介

吴智龙

姓　名	吴智龙	性　别	男	年　龄	50 岁
科　室	结核内科	职　称	主任医师	现任职务	副院长
工作单位	广东省佛山市第四人民医院		联系电话		
出门诊时间	星期二、五上午		邮　箱	wuzlfs@163.com	
工作简历	1985 年 8 月—2002 年 8 月　福建省建瓯市立医院，从事呼吸、结核病诊治，重症监护治疗、纤维支气管镜检查治疗工作 2002 年 9 月至今　佛山市第四人民医院（原佛山市慢性病防治院）从事结核、呼吸病诊治，纤维支气管镜介入治疗工作 1988 年 10 月—1989 年 11 月　上海市胸科医院进修学习呼吸内科 1994 年 4 月—1994 年 9 月　广州呼吸病研究所进修学习重症监护治疗 2005 年 3 月—2005 年 5 月　北京结核病胸部肿瘤研究所，学习耐多药结核诊治、重症结核诊治				
参加的学术组织及任职	广东省结核病学分会常委 广东省防痨协会呼吸疾病专业委员会 广东省佛山市防痨协会副会长 广东省佛山市医学会结核病学分会主任委员 广东省佛山市医学会营养学分会副主任委员				
学术成就	主持并完成广东省医学科学技术研究基金立项课题、广东省佛山市科技局医学类科技攻关项目立项课题各 1 项。参加"十一·五"、"十二·五"国家科技重大专项课题和佛山市与中科院的市院合作课题项目多项。				
学术特长	对呼吸结核疾病有较深入研究，对哮喘、COPD、肺部弥漫性病变的诊治有丰富的经验。对肺结核的鉴别诊断及耐多药结核病治疗有较丰富的临床经验，对肺结核合并呼吸衰竭机械通气治疗、肺结核并大咯血抢救、结核性脑膜炎等重症结核病的抢救治疗都有较丰富的临床经验。自 1998 年起对经纤维支气管镜对肺结核、支气管结核的诊断与介入治疗作了一系列的观察研究。2003 年 4 月在佛山市较早地开展了经纤维支气管镜球囊扩张术治疗结核性支气管狭窄，使部分患者免于手术。现对支气管结核已形成经支气管镜注药治疗、冷冻治疗、电烧灼治疗、球囊扩张术等综合治疗，该治疗方法效果明显。2012 年开展了内科胸腔镜检查和治疗术，较好地解决了结核性胸膜炎等胸膜病变的诊治问题。				
给患者的忠告	结核病可防可治，治愈结核病需要您的耐心和配合。				

张锡林

姓　名	张锡林	性　别	男	年　龄	41 岁
科　室	结核病防治科	职　称	主任医师	现任职务	科主任
工作单位	广东省佛山市第四人民医院			联系电话	
出门诊时间	每周四上午			邮　箱	zhangxlsn@163.com
工作简历	1996 年 7 月至今　佛山市第四人民医院（原佛山市慢性病防治院）工作主要从事从事结核、呼吸系统疾病的诊治，佛山市结核病防控管理，支气管镜、胸腔镜等呼吸介入治疗工作 2001 年 1 月—2001 年 12 月　广东省心血管病研究所，参加全国内、儿心血管进修班，系统学习心血管内科知识 2003 年 3 月—2003 年 6 月　分别在中山大学第一附属医院和广东省人民医院，学习纤维支气管镜检查及介入治疗				
参加的学术组织及任职	广东省医学科普专家库和广东省佛山市科普讲师团成员 广东省防痨协会临床专业委员会委员 佛山市医学会结核病分会副主任委员 佛山市医学会感染病学分会委员会委员 佛山市防痨协会理事				
学术成就	主持并完成广东省佛山市科技局医学类科技攻关项目立项课题 2 项。参加"十一·五"、"十二·五"国家科技重大专项课题和佛山市与中科院的市院合作课题项目多项。				
学术特长	对结核病疫情的预防和管理工作较丰富的经验。在结核病诊断与鉴别诊断和合并或伴有慢性阻塞性肺病、糖尿病、风湿病、脏器移植后、心血管系统等相关疾病的诊治方面有较丰富的临床经验，对合并呼吸衰竭、大咯血、结核性脑膜炎等重症结核病抢救和耐多药结核病患者的诊治也积累了较丰富的临床经验，针对不同类型支气管结核开展了经支气管镜针刺多点注药、电烧灼术、支气管球囊扩张术、气囊导管注药、冷冻治疗等不同介入方法辅助治疗，取得了满意疗效。近年开展经内科胸腔镜介入治疗结核性包裹性胸腔积液和早期脓胸疗效明显。				
给患者的忠告	结核病并不可怕，是可防可治的疾病，得了肺结核只要坚持按照医嘱规范、规则治疗，绝大部分是可以治愈的。				

黄 戈

姓 名	黄戈	性 别	男	年 龄	38 岁
科 室	重症医学科	职 称	副主任医师	现任职务	综合内科副主任
工作单位	佛山市第四人民医院			联系电话	
出门诊时间	每周四上午			邮 箱	Lang. x. c. d@ sina. com
工作简历	2000 年　毕业于中山医科大学临床医学系 2000 年—2006 年　在西樵人民医院内科工作 2006 年至今　在佛山市第四人民医院内科工作 2010 年　在广州医学院第一附属医院重症医学科进修 2011 年　在中山大学孙逸仙纪念医院完成研究生课程班学习并获得内科学硕士学位。现为佛山市第四人民医院副主任医师、内科副主任，主管重症医学科				
参加的学术组织及任职	佛山市防痨协会理事				
学术成就	完成佛山市卫生局课题《营养支持治疗在老年性肺结核抗结核强化期应用的临床研究》，并发表相关论文 1 篇；近 3 年发表的论文有《肺结核合并HIV 感染 11 例临床分析》、《血行播散型肺结核 35 例临床分析》。				
学术特长	从事呼吸系统疾病 14 年，从事呼吸与结核危重症学 7 年，尤其在呼吸与结核危重症、肺结核、结核性胸膜炎、结核性脑膜炎、骨关节结核、呼吸衰竭和多器官功能衰竭、老年呼吸疾病和机械通气有较深造诣。在支气管结核经支气管镜介入治疗、肺结核合并大咯血经支气管镜球囊封堵术、胸腔镜检查亦有丰富经验。				
给患者的忠告	健康饮食；定期体检。				

四十、荆州市传染病（胸科）医院

1. 医院简介

医院全称	荆州市传染病（胸科）医院
医院详细地址	荆州市荆州区东环路 6 号
就医咨询电话	0716—8186120/8185666
就医咨询邮箱	
医院官方网站	http：//www.jzxkyy.com
医院简介	荆州市传染病医院（荆州市胸科医院、荆州市结核病防治所）是一所集医疗救治、疾病控制、科研教学和综合防治于一体的现代化三级专科医院，具有六十年的建院历史，现有编制床位 500 张、中高级专业技术人员 150 余名、大型医疗设备 150 余台。 　　该医院是由国家和荆州市人民政府直接投资建设的非营利性公共卫生医疗机构。现开设有综合传染科、肝病科、结核科、难治结核科、呼吸科、胸外科等特色专科病房，独立的气管镜、胃镜室，介入治疗室。业务范围涵盖国家法定的各类传染病病种，独具专科特色，尤其在治疗难治性结核、耐多药结核、结核性脑膜炎等各型结核病方面疗效显著；对各种急、慢性病毒性肝炎、顽固性腹水、肝硬化等采用中西医结合治疗并有新突破；采用介入疗法和微创手术技术，在治疗肺部肿瘤、纵隔肿瘤、气胸、淋巴结核、骨关节结核等疾病上独树一帜，特别是对早期发现的肺癌进行根治手术，效果突出；在治疗慢性阻塞性肺疾病、间质性肺疾病、支气管哮喘、肺心病方面有较深的造诣。实验室经过升级改造已成为一流的临检中心。

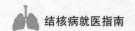

2. 专家简介

陈森林

姓　名	陈森林	性　别	男	年　龄	51 岁
科　室	呼吸科	职　称	主任医师	现任职务	党委副书记、副院长
工作单位	荆州市传染病（胸科）医院			联系电话	
出门诊时间	星期三上午			邮　箱	jzsxkyy@163.com
工作简历	1981 年 9 月—1986 年 7 月　湖北医学院医疗系学习 1984 年 8 月—1995 年 4 月　荆州市传染病（胸科）医院医生 1995 年 4 月—1998 年 8 月　荆州市传染病（胸科）医院呼吸科副主任 1998 年 9 月—2004 年 3 月　荆州市传染病（胸科）医院呼吸科主任 2004 年 4 月—2006 年 6 月　荆州市传染病医院副院长 2006 年 6 月至今　荆州市传染病医院副院长、党委副书记				
参加的学术组织及任职	湖北省防痨协会理事 湖北省结核病防治规划省级督导员 荆州市防痨协会副会长 荆州市性病艾滋病防治协会副会长 荆州市急诊学会常务理事 荆州市预防医学会常务理事 荆州市医学会医疗事故技术鉴定专家库成员 荆州市医学会理事				
学术成就	项目： 国家科技重大专项（2008ZX10003—015）《复发肺结核治疗方案的研究》协作单位项目负责人。 《荆州市区气传花粉调查与口罩预防的研究》获市科技进步奖。 主持荆州市第五轮全球基金耐多药项目的研究。 湖北省卫生厅 2013 年—2014 年重大科技项目《不规则治疗导致耐多药结核病发生的危险因素的研究》课题负责人。				
学术特长	擅长哮喘、慢性阻塞性肺炎、结核及其他系统疾病的诊断和治疗。				
给患者的忠告	积极治疗、规范用药、乐观向上、战胜病魔。				

朱金陵

姓 名	朱金陵	性 别	男	年 龄	51 岁
科 室	胸外科	职 称	主任医师	现任职务	副院长
工作单位	荆州市传染病（胸科）医院			联系电话	
出门诊时间	星期二上午			邮 箱	jzsxkyy@163.com
工作简历	1979 年 9 月—1984 年 8 月　同济医科大学武汉医学院医疗系学习 1984 年 8 月—1996 年 3 月　荆州市传染病（胸科）医院医生 1996 年 3 月—2000 年 3 月　荆州市传染病（胸科）医院外科副主任 2003 年 3 月—2006 年 6 月　荆州市传染病（胸科）医院外科主任 2006 年 6 月至今　荆州市传染病医院副院长、党委委员				
参加的学术组织及任职	湖北省中医药高等专科学校教学督导组副组长 湖北省首届"百佳医生" 荆州市抗癌协会副理事长 荆州市医学会理事 荆州市第四批专业技术拔尖人才 荆州市科协国家级科技思想库（荆州）专家库成员				
学术成就	荆州市胸外重点专科首席专家。				
学术特长	擅长各类普胸疾患、肺外结核、肺部肿瘤诊治、骨外科、普外科等外科手术。				
给患者的忠告	结核病是可防可治的，规范治疗，规范用药。				

刘金平

姓　名	刘金平	性　别	男	年　龄	50 岁
科　室	难治结核科	职　称	主任医师	现任职务	纪委书记兼难治结核科主任
工作单位	荆州市传染病（胸科）医院			联系电话	
出门诊时间	星期四上午			邮　箱	jzsxkyy@163.com
工作简历	1980 年 9 月—1985 年 7 月　同济医科大学医疗系学习 1985 年 7 月—1998 年 12 月　荆州市传染病（胸科）医院医生 1998 年 12 月—2001 年 3 月　荆州市传染病（胸科）医院内三科副主任 2001 年 4 月—2009 年 8 月　荆州市传染病（胸科）医院内三科主任 2009 年 8 月—2010 年 10 月　荆州市传染病医院院长助理兼内三科主任 2010 年 10 月至今　荆州市传染病医院纪委书记兼内三科主任				
参加的学术组织及任职	湖北省结核病临床专家组成员 湖北省卫生技术（荆州）高级职务评审委员会评委 荆州市防痨协会理事				
学术成就					
学术特长	擅长全身各部位结核病的诊断和治疗、复治、耐药、重症结核病的诊治及肺部疾病的诊断与鉴别诊断。				
给患者的忠告	身心健康、诊断正确、治疗合理。				

四十一、辽阳市结核病医院

1. 医院简介

医院全称	辽阳市结核病医院
医院详细地址	辽宁省辽阳市宏伟区曙光镇峨嵋委辽阳市结核病医院
就医咨询电话	0419 - 4158924
就医咨询邮箱	1942612797@ qq. com
医院官方网站	
医院简介	辽阳市结核病医院是市属二级专科医院，为公益性非盈利医院。主要治疗肺结核、肺外结核及其相关疾病。医院占地面积 64 万 m^2，建筑面积 52 948m^2。现有职工 255 人，其中具有专业技术人员 157 人，高中级职称 46 人，开放床位 500 张。 医院固定资产 1272.5 万元，百万元以上医疗设备多台，包括：全自动生化分析仪、16 排 CT、全自动分枝杆菌培养药敏、BD960 全自动分枝杆菌培养药敏、GE 彩色多普勒超声诊断仪等。2012 年推行了 EMR 电子病历系统、His 医院管理信息系统、Pacs 影像归档和通信系统、Lis 实验室信息系统和 HRP 医院运营管理系统，不仅提高了医院的工作效率，也使医院快速走向现代化管理的模式。

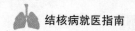

2. 专家简介

王晓红

姓 名	王晓红	性 别	女	年 龄	57 岁
科 室	专家门诊	职 称	副主任医师	现任职务	副院长
工作单位	辽阳市结核病医院			联系电话	
出门诊时间	周一至周五			邮 箱	Jhbyywxh@163.com
工作简历	1980 年 12 月—1989 年 2 月　辽阳市结核病医院住院医生 1989 年 2 月—1991 年 9 月　北京结研所进修学习 1991 年 9 月—1993 年 4 月　辽阳市结核病医院病房负责人 1993 年 4 月—2002 年 12 月 辽阳市结核病医院医务科科长 2002 年 12 月—2004 年 11 月　辽阳市结核病医院院长助理 2004 年 11 月至今　辽阳市结核病医院副院长				
参加的学术组织及任职	2002 年 8 月至今　辽阳市防痨协会理事长 2005 年至今　中国防痨协会会员 2007 年 7 月至今　辽宁省防痨协会常务理事 2009 年 5 月至今　辽阳市控烟协会副理事长				
学术成就	获得市自然科学学术成果二等奖：《突发急性传染病定点医院的建设与管理》。 　　获得市科学技术进步一等奖：《胸腔留置引流联合腔内换洗、注药治疗结核性胸膜炎的临床应用与研究》。				
学术特长	呼吸系统疾病、结核病的诊断、鉴别诊断及治疗。				
给患者的忠告	结核病是一种慢性传染病，初治患者需要 6~9 个月，复治患者往往需要一年甚至以上，坚持服药是关键；服药期间一定要定期到医院复查，以免药物造成副损伤；养成良好的生活习惯（如不吸烟、不随地吐痰、室内定时通风等）和保持积极乐观的心态有利于疾病的康复。 　　健康路上我们与您同行。				

于学威

姓　名	于学威	性　别	男	年　龄	44 岁
科　室	结核内科	职　称	主任医师	现任职务	医疗副院长
工作单位	辽阳市结核病医院			联系电话	
出门诊时间	周一——周五			邮　箱	yxw4646@126.com
工作简历	1991 年 8 月　在辽阳市结核病医院参加工作 1998 年　到上海胸科医院进修半年 1998 年　晋级为主治医师 2003 年　任结核内科科主任 2008 年　晋级为副主任医师 2013 年　晋级为主任医师 2013 年　任辽阳市结核病医院医疗副院长				
参加的学术组织及任职	辽阳市防痨协会理事 辽阳市呼吸系统疾病协会理事				
学术成就					
学术特长	结核病影像诊断；各类结核病的治疗，尤其是结核性脑膜炎的治疗；对各种急危重症的诊断及抢救都有丰富的临床经验。				
给患者的忠告	疑似或确诊的结核病患者，请到结核专科医院诊治，早期、规范的治疗可以使您彻底摆脱结核病的困扰。				

李智越

姓　名	李智越	性　别	男	年　龄	41 岁
科　室	结核五病房、气管镜室	职　称	副主任医师	现任职务	科主任
工作单位	辽阳市结核病医院			联系电话	
出门诊时间	周一至周五			邮　箱	13704199449@163.com
工作简历	1995 年 10 月—1997 年 11 月　辽阳市结核病医院九病房住院医生 1997 年 11 月—2003 年 4 月　辽阳市结核病医院结核二科住院医生 2003 年 4 月—2008 年 4 月　辽阳市结核病医院肺外结核门诊主任 2008 年 4 月至今　辽阳市结核病医院肺外结核病房主任 2009 年 4 月—2009 年 7 月　辽阳市结核病医院兼任甲型 H_1N_1 病房主任 2010 年　北京胸科医院影像科进修 3 个月 2012 年 9 月至今　辽阳市结核病医院兼任气管镜室主任				
参加的学术组织及任职	2004 年 8 月至今　辽阳市防痨协会理事兼秘书长 2005 年至今　中国防痨协会会员 2007 年 7 月至今　辽宁省防痨协会理事 2010 年 10 月至今　辽阳市呼吸学会（第一届）委员				
学术成就	2005 年 4 月，论文《突发急性传染病定点医院的建设和管理》获辽阳市自然科学学术成果二等奖。 　　2008 年 4 月，论文《门诊运用小针头针吸细胞病理学技术快速诊断体表淋巴结核的临床应用价值研究》获辽阳市自然科学学术成果一等奖。 　　2011 年 5 月立项科研成果通过辽阳市科技局鉴定，评为市级科研成果，其中《留置引流治疗结核性胸膜炎的临床应用与研究》获辽阳市科技局市级科研技术成果一等奖。 　　2014 年发表国家级论文 3 篇。				
学术特长	胸部 CT 影像诊断，重症结核性脑膜炎的腰大池留置引流治疗，脊柱结核、骨关节结核的影像诊断，结核性瘘道的中西医结合治疗，结核性心包炎的心包留置引流治疗，气管镜下的常规诊疗、球囊扩张治疗、冷冻治疗。				
给患者的忠告	重视结核病、积极诊治，坚持规范用药、结核病是可以治愈好的。				

四十二、聊城市传染病院

1. 医院简介

医院全称	聊城市传染病院
医院详细地址	聊城市建设东路 45 号
就医咨询电话	0635 - 6971234
就医咨询邮箱	cmixjj@ 163. com
医院官方网站	http：// www. lczhongliu. cn/
医院简介	聊城市结核病防治中心（聊城市肿瘤医院、聊城市肝病医院）是一家院所合一模式的结核病治疗和预防的专业机构，始建于 1953 年，60 多年的风雨历程奠定了胸部疾病诊治与影像诊断的中心地位。负责全市结核病控制工作的规划及技术策略制定和组织实施，全市结核病防治技术指导、健康教育、全市结防人员培训等工作。被山东省卫生厅、山东省结核病防治中心评为"全省结核病防治工作先进集体"，世界卫生组织绿灯委员会、朝鲜民主主义共和国交流团等多次来我院参观交流，共同探讨耐多药结核病防治工作经验。被评为全国三个全球基金结核病项目耐多药结核病诊疗管理示范点之一，耐药结核病防治工作走在了全国前列。

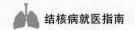

2. 专家简介

杨富增

姓　名	杨富增	性　别	男	年　龄	62 岁
科　室	结核科	职　称	主任医师	现任职务	结核科主任
工作单位	聊城市传染病医院			联系电话	
出门诊时间	全日			邮　箱	133963526269@163.com
工作简历	1970 年 4 月—1976 年 8 月　聊建集团职工医院临床内科 1976 年 8 月—1979 年 7 月　就读于山东省医学院 1979 年 7 月—2014 年　聊城市传染病医院（原聊城市结核病防治院）临床内科（结核病专业）				
参加的学术组织及任职	山东省防痨协会内科专业委员会委员 聊城市发明协会常务理事 聊城职业技术学院医疗系兼职教授 聊城市科协科科研评委 泰山医学院兼职教授				
学术成就	发表国家级省级地级 40 余篇，著作 2 部；聊城科研 2 项，分别获市级二等、三等奖。				
学术特长	结核病、肺心病、肺性脑病、肺部疑难病、自发性气胸等肺部疾病的诊治。胸片、胸部 CT 等诊断、鉴别诊断、会诊。				
给患者的忠告	早期诊断、早期治疗、降低结核病疫情、提高全民健康水平，确保社会经济发展。				

杨国锋

姓　名	杨国锋	性　别	男	年　龄	49 岁
科　室	结核科	职　称	主任医师	现任职务	预防科长兼科主任
工作单位	聊城市传染病医院			联系电话	
出门诊时间	每周一、四			邮　箱	Ygfygf2003@163.com
工作简历	1985 年 7 月至今　一直在聊城市传染病医院工作				
参加的学术组织及任职	山东防痨协会结核内科委员会副主任委员 山东防痨协会理事 山东防痨协会预防控制专业委员会委员 山东防痨协会健康教育专业委员会委员 山东防痨协会医院管理委员会委员				
学术成就	发表国家级省级地级论文 30 余篇，著作 4 部；科研 6 项，分别获市级二等、三等奖。				
学术特长	结核病的预防与临床治疗。				
学术特长	接诊一位患者，奉献一片爱心。				

廖鲁燕

姓　名	廖鲁燕	性　别	女	年　龄	43 岁
科　室	结核科	职　称	副主任医师	现任职务	结核科副主任
工作单位	聊城市传染病医院			联系电话	
出门诊时间	每周二			邮　箱	lclbg@ 126. com
工作简历	1994 年 7 月　至今聊城市传染病医院工作				
参加的学术组织及任职	山东防痨协会结核内科委员会委员 山东防痨协会青年工作委员会副主任委员				
学术成就	科研成果：优福宁，胸腺肽联合化疗药物对耐多药肺结核的治疗效果观察；保肝和基德质量标准研究等。 专利：一次性胸腔闭式引流装置等。				
学术特长	结核病预防与临床治疗。				
给患者的忠告	坚持规律、全程服药，就能战胜疾病。				

四十三、镇江市第三人民医院

1. 医院简介

医院全称	镇江市第三人民医院
医院详细地址	江苏省镇江市戴家门 300 号
就医咨询电话	0511 - 88925356
就医咨询邮箱	panhongqiu@ sina. com
医院官方网站	Jszjsy. cn
医院简介	镇江市第三人民医院成立于 1954 年，是江苏大学附属镇江三院，江苏省三级乙等传染病专科医院，是一所集医疗、教学、科研和预防为一体的市级医院。现设有急性传染科、肝病科、肺科、内儿科、外科共 8 个病区，核编床位 360 张。肝炎科是江苏省临床重点专科，结核科是镇江市临床重点专科。医院坚持"一切以患者为中心，一切以患者满意为目标"的服务理念，将社会效益放在首位，多次被评为"市绿化先进单位"、"市文明单位"、"十佳医院"、"市创卫先进单位"和"市社会治安综合治理先进单位"，并被确定为卫生系统创文明行业示范点，精神文明建设成绩斐然。

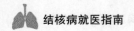

2. 专家简介

严金二

姓　名	严金二	性　别	男	年　龄	49 岁
科　室	肺科	职　称	主任医师	现任职务	副院长
工作单位	镇江市第三人民医院			联系电话	
出门诊时间	不固定			邮　箱	Je101@126.com
工作简历	1991 年 7 月　毕业于南通医学院临床医学专业 1991 年 8 月　参加工作 1999 到 2000 年　在苏州医学院附属第一人民医院呼吸科内科专科进修一年 2004 年　担任医务科科长 2006 年　参加新加坡国立大学高级医院管理培训班学习 2008 年　起担任业务副院长 2010 年　晋升肺科主任医师				
参加的学术组织及任职	镇江市结核病专业委员会副主任委员 镇江市中医学会常务理事 镇江市中西医结合呼吸专业委员会理事				
学术成就					
学术特长	除诊治结核常见病、多发病外，主要开展疑难、危重患者会诊、讨论和抢救工作。同时，通过开展肺穿刺、纤维支气管镜检、局部介入开展肺结核空洞，耐多药肺结核诊断和治疗。				
给患者的忠告	珍惜生命。				

潘洪秋

姓　名	潘洪秋	性　别	男	年　龄	49 岁
科　室	肺科	职　称	主任医师	现任职务	科主任
工作单位	镇江市第三人民医院			联系电话	
出门诊时间	星期一下午			邮　箱	panhongqiu@ sina. com
工作简历	1990 年 7 月毕业于南京医学院临床医学专业，同年 8 月年参加工作。1998 到 1999 年在上海中山医院内科进修一年，2008 年晋升肺科主任医师，2012 年开始在南京医科大学攻读公共卫生硕士，2013 年起担任江苏大学教授，硕士生导师。				
参加的学术组织及任职	江苏省预防学会流行病学分会结核病学组副组长 江苏省全球基金耐多药肺结核专家组专家 江苏省中西医结合学会呼吸系统专业委员会常务委员 江苏省医学会呼吸病专业委员会结核病学组委员 江苏省医院协会传染病分会委员 镇江市全球基金耐多药肺结核专家组组长 镇江市甲型 H_1N_1 流感专家组副组长 镇江市医学会呼吸专业委员会副主任委员 镇江市医学会理事 结核病专业委员会主任委员				
学术成就	承担国家"十二·五"、"艾滋病和病毒性肝炎等重大传染病防治"科技重大专项课题子课题"耐药肺结核中医药治疗方案研究"、"以重组 IL – 2 和 GM – CSF 辅助治疗难治性肺结核缩短疗程及提高疗效的研究"、"复发性结核病治疗的研究"，作为分中心承担"十二·五"、"重大新药创制"科技重大专项"抗结核物新药临床评价研究技术平台建设"。2011 年获得镇江市科技局社会发展项目 1 项，2012 年获得江苏省自然基金项目"干扰素－白介素免疫通路遗传及表观遗传学变异对结核菌感染后转归和疾病预后的影响"。				
学术特长	耐多药肺结核诊断和治疗。				
给患者的忠告	规范治疗，结核病并不可怕。				

陈永忠

姓　名	陈永忠	性　别	男	年　龄	46 岁
科　室	肺科	职　称	副主任医师	现任职务	科副主任
工作单位	镇江市第三人民医院			联系电话	
出门诊时间	周三			邮　箱	Cat680723@ sima. com
工作简历	1991 年　毕业于镇江医学院，从事结核病防治工作 23 年 2002 年—2003 年　在南京军区总医院进修呼吸内科 2013 年　晋升肺科主任医师				
参加的学术组织及任职	镇江医学会结核病专业委员会委员				
学术成就	参与研究耐多药结核病治疗江苏省省科研项目，取得国内领先的治疗效果，参与全球基金耐多药结核病治疗工作。				
学术特长	擅长耐多药结核病的治疗及疑难结核病的诊断。				
给患者的忠告	正确的认识，及时发现加上严格正规治疗，绝大多数结核病是可以治愈的。				

四十四、佳木斯市结核病防治院

1. 医院简介

医院全称	佳木斯市结核病防治院
医院详细地址	黑龙江省佳木斯市前进区光华街 37 号
就医咨询电话	0454 - 8782000
就医咨询邮箱	Jmszlyy@163.com
医院官方网站	www.jmszljh.com
医院简介	佳木斯市结核病防治院是黑龙江省东部地区结核疾病诊断治疗中心，是集医疗、教学、科研、防治为一体的专科医院，2012 年 9 月已顺利通过省级三级甲等专科医院评审。 　　医院占地面积 10 万 m^2，建筑面积 2.2 万 m^2，编制床位 500 张，实际开放 550 张，配置了各种高、精、尖医疗设备。医院谨遵"敬业、精术、仁爱、济世"的医院精神，坚持提升内涵质量，在规范化、系列化、专业化、精细化治疗各种类型的结核病、难治性、耐药性结核病方面达到了国家先进水平。在全省独家开展了耐药菌筛查工作，开展了胸腔镜、膀胱镜、气管镜等微创治疗。参加了国家"十一·五"、"十二·五"科研项目重大技术平台。医院努力实现学科特色化、技术卓越化、服务人性化、设施先进化、管理现代化，为区域人民提供更好的医疗服务。

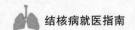

2. 专家简介

王 斌

姓　名	王斌	性　别	女	年　龄	53 岁
科　室	结核内科	职　称	主任医师	现任职务	副院长
工作单位	佳木斯市结核病防治院			联系电话	
出门诊时间	每周四			邮　箱	545316721@qq.com
工作简历	1984 年—1990 年　结核内科医师 1990 年—1999 年　结核内科科主任 1999 年至今　副院长				
参加的学术组织及任职	黑龙江省结核病专业委员会委员 黑龙江省首届抗癌协会肿瘤转诊专业委员会委员				
学术成就	科技进步奖 9 项、省级以上学术论文 10 篇。				
学术特长	从事结核病诊治 30 余年，对各种肺内外结核病的诊治有较丰富的临床经验。				
给患者的忠告	倾听医生的规范指导，负责任的对待自己，面对疾病，不畏惧、不放弃、勇敢面对。				

李庆香

姓 名	李庆香	性 别	女	年 龄	51 岁
科 室	呼吸内科	职 称	主任医师	现任职务	科主任
工作单位	佳木斯市结核病防治院			联系电话	
出门诊时间				邮 箱	Jmszlyy@ 163. com
工作简历	1984 年至今　佳木斯市结核病防治院				
参加的学术组织及任职	防痨协会会员				
学术成就	论著:《全身疾病与肺栓塞》。 论文:《应用纤维支气管镜介入治疗空洞型肺结核》、《青年肺癌误诊为肺结核 30 例临床分析》、《血性结核性胸膜炎 70 例临床分析》。				
学术特长	结核内科、呼吸内科疾病的诊断及治疗。				
给患者的忠告	治疗要早期、规律、全程、足量;克服困难、坚持用药、定期复查。				

邱　超

姓　名	邱超	性　别	男	年　龄	42 岁
科　室	耐药结核科	职　称	主任医师	现任职务	科主任
工作单位	佳木斯市结核病防治院			联系电话	
出门诊时间				邮　箱	Qiuchao528@163.com
工作简历	2007 年—2009 年　佳木斯大学硕士研究生 2009 年—2010 年　上海肺科医院进修学习				
参加的学术组织及任职	黑龙江省结核病专业委员会委员				
学术成就	2005 年—2009 年两次获佳木斯市科技进步二等奖；2009 年获黑龙江省创新三等奖；耐多药结核病诊断观察研究；国家"十一·五"、"十二·五"课题负责人。				
学术特长	常见呼吸系统疾病诊断和治疗、常见结核病诊断及治疗、耐多药结核病诊断及治疗、支气管镜诊断及治疗、超声介入诊断及治疗。				
给患者的忠告	重视疾病，关注健康，增强理解，和谐医疗。				

四十五、临沂市胸科医院

1. 医院简介

医院全称	临沂市胸科医院
医院详细地址	临沂市河东区凤凰大街东段
就医咨询电话	
就医咨询邮箱	
医院官方网站	
医院简介	医院始建于1952年，前身为沂水专属疗养院、临沂地区结核病防治所、临沂地区结核病防治院；1988年改为临沂地区胸科医院，1995年改名为临沂市胸科医院；1999年5月从沂水整体搬迁至临沂市河东区驻地，2010年1月划归临沂市人民医院管理。 临沂市胸科医院依托临沂市人民医院精良的仪器设备和雄厚的专业技术支持，承担全市结核病、职业病等疾病的预防、治疗、科研和教学工作任务，是全市结核病和职业病防治中心、全市突发传染病应急救治定点医疗机构、全市艾滋病救治定点医疗机构、全市职业健康监护体检中心及职业病诊断定点医院。 医院占地面积30 166m²，建筑面积39 924m²，固定资产5.1千万元，开放床位600张，员工600余人，年门急诊2.14万人次。设有结核病专科实验室，为结核病的病原学诊断提供了有力的支撑。设置急诊科、结核病内科、胸外科、呼吸内科、消化内科、儿科、创伤外科、普外科、感染科等19个病区。 临沂市胸科医院拥有一支技术力量雄厚、经验丰富的专家团队，医院有50多名高级专家成为大学教授和硕士、博士导师，30多人担任国家、省、市医学会主任委员或副主任委员，以创新发展的理念和业绩走在防病治病工作的前列。并引进开展了一大批新技术、新项目，科研、论文、著作成果显著，医、教、研、防等工作能力同步提高，老百姓不出临沂就能享受到高水平的医疗服务；并先后获得"全国结核病防治工作先进单位"、"山东省优秀基层党组织"、"临沂市双十佳职业道德建设先进单位"、"临沂市行风建设先进单位"、"临沂市卫生工作先进集体"、"临沂市工人先锋号"等荣誉称号。 医院始终敞开院门，实施全方位的对外开放、合作与交流，积极学习借鉴先进的医院、大学、科研院所的先进经验，合作开展新技术新项目和进行人才培养，为医院加快与国际接轨步伐起到了积极的作用。

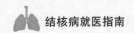

2. 专家简介

赵善良

姓　名	赵善良	性　别	男	年　龄	50 岁
科　室	结核病科	职　称	主任医师	现任职务	副院长
工作单位	临沂市胸科医院			联系电话	
出门诊时间	周四			邮　箱	Zhaoshanliang814 @ 163. com

工作简历	1986 年 7 月—1987 年 8 月　临沂市胸科医院见习医师 1987 年 9 月—1993 年 11 月　临沂市胸科医院住院医师 1993 年 12 月—2000 年 11 月　临沂市胸科医院主治医师结核内科副主任 2000 年 12 月—2004 年 9 月　临沂市胸科医院副主任医师结核内科主任 2004 年 9 月—2004 年 11 月　临沂市胸科医院副主任医师副院长 2004 年 11 月至今　临沂市胸科医院主任医师副院长 2012 年 1 月至今　青岛大学硕士生导师
参加的学术组织及任职	山东防痨协会四、五、六、七届理事会理事 山东防痨协会结核内科专业委员会一、二届副主任委员 临沂市防痨协会第五届理事会副会长 临沂市医学会呼吸专业分会副主任委员
学术成就	2008 年 12 月与复旦大学遗传研究所合作开展的"十一·五"重大传染病专项项目"基于特异性抗原组合和电化学免疫传感器的结核病快速诊断系统的开发"以及"结核病新型临床诊断、现场筛查和耐药快速诊断检测技术的基础科技支撑平台的建立"研究工作。 发表学术论文 28 篇，主编学术著作 1 部，主持和参入科研项目 3 项。 发表 SCI 论文 2 篇，一篇待发表。
学术特长	擅长各种结核的诊断和鉴别诊断及治疗；对各种结核病的并发症的治疗有独到的见解；对各种原因导致的耐药结核病的诊断治疗有丰富的临床经验；擅长肺部疾病的诊断与鉴别诊断，特别是肺结核、肺肿瘤及肺部其他疾病的诊断和鉴别；对结核病的中医治疗及营养学治疗有较深入的研究。
给患者的忠告	建立信心，结核病不可怕，可怕是怕结核病。 　　科学对待结核病的治疗过程：合理的抗结核治疗、合理的复查。 　　与你的医生建立良好的沟通；及时咨询治疗过程的所有问题。 　　结核病的早期要注意他人的保护，尤其是与你密切接触的每一个人。 　　不要轻信结核病有迅速治愈的办法。 　　中医的治疗和西医的治疗措施不相互排斥，要结合。 　　结核病的营养治疗也是关键。 　　外科治疗是结核病治疗的一个选项。

王秀勤

姓　名	王秀勤	性　别	男	年　龄	51 岁
科　室	东区内科一病区	职　称	副主任医师	现任职务	内一科主任
工作单位	临沂市人民医院东医疗区			联系电话	
出门诊时间	周一（东医疗区 A 楼内科门诊）			邮　箱	wangxq1962@ 163. com
工作简历	1985 年 7 月—1986 年 7 月　临沂市胸科医院结核内科见习医师 1986 年 7 月—1989 年 12 月　临沂市胸科医院结核内科住院医师 1989 年 12 月—1994 年 12 月　临沂市胸科医院结核内科主治医师 2004 年 12 月—2010 年 1 月　临沂市胸科医院结核内科副主任医师 2010 年 1 月至今　临沂市人民医院结核内科副主任医师				
参加的学术组织及任职	山东省防痨协会结核内科委员会委员 临沂市防痨协会结核内科委员会主任委员				
学术成就					
学术特长	擅长各种类型肺结核、支气管结核、结核性胸膜炎、各种肺外结核病（包括结核性脑膜炎、腹膜炎、心包炎、淋巴结结核、肠结核、泌尿及生殖器结核、皮肤结核、喉结核、内分泌系统结核等）、各种肺结核并发症（糖尿病、肝病、肺癌、艾滋病等）的诊断和鉴别诊断，对肺结核继发咯血、肺部感染、呼吸衰竭等重症结核病的诊治有丰富经验，尤其对各种复治、耐药结核病的临床诊治和基础研究有一定造诣。				
给患者的忠告	早治疗、规律治疗、全程治疗（一般患者 8～10 个月，部分患者 1～2 年），避免治疗失败或耐药菌的产生。 　高热量、高蛋白、高维生素饮食，有利于疾病康复。 　呼吸道隔离（治疗开始 2～4 周内，有条件最好住院），避免家人及其他人被传染。				

于 伟

姓　名	于伟	性　别	男	年　龄	51 岁
科　室	东区内科三病区	职　称	主任医师	现任职务	内科三病区主任
工作单位	临沂市人民医院东医疗区			联系电话	
出门诊时间	周三			邮　箱	Yuwei1008@sina.cn
工作简历	1985 年 7 月—1986 年 7 月　临沂市胸科医院见习医师 1986 年 7 月—1992 年 12 月　临沂市胸科医院住院医师 1992 年 12 月—1999 年 12 月　临沂市胸科医院主治医师 1999 年 12 月—2006 年 12 月　临沂市胸科医院副主任医师 2006 年 12 月—2010 年 1 月　临沂市胸科医院主任医师 2010 年 1 月至今　临沂市人民医院主任医师				
参加的学术组织及任职	山东省防痨协会呼吸专业委员 临沂市防痨协会内科专业副主任委员 临沂市老年病协会委员				
学术成就	"益肺止咳胶囊治疗复治排菌肺结核的临床研究"等科研项目获临沂市科学进步二等奖 2 项，出版著作 2 部，获国家实用新型专利 2 项，发表省级以上学术论文 20 余篇。				
学术特长	从事结核病临床工作 30 年。擅长肺结核病及肺外结核病、老年和儿童肺结核病的诊断、鉴别诊断与治疗工作，在结核性脑膜炎、各种类型肺结核和肺外结核病的诊治方面有丰富的临床经验；尤其擅长结核性脑膜炎、重症晚期结核性脑膜炎、脑结核瘤、肠结核、淋巴结核、胸腹腔积液、盆腔结核、泌尿系结核、皮肤结核的诊断、鉴别诊断与治疗。				
给患者的忠告	首先树立战胜疾病的信心。 正确对待结核病的治疗，合理的抗结核治疗、合理的复查。 与主治医师建立良好的沟通，及时咨询治疗过程的所有问题。 结核病应遵循早发现、早诊断、早治疗、规范治疗的原则。				

张祥英

姓　名	张祥英	性　别	男	年　龄	48 岁
科　室	东区外科二病区	职　称	主任医师	现任职务	主任
工作单位	临沂市人民医院			联系电话	
出门诊时间	周二、周五			邮　箱	Zhang8392@ sina. com
工作简历	1989 年 7 月—1993 年 8 月　临沂市胸科医院外科住院医师 1993 年 8 月—1994 年 9 月　临沂第二人民医院骨外科进修医师 1994 年 9 月—2002 年 12 月　临沂市胸科医院骨外科主治医师 2002 年 12 月—2009 年 8 月　临沂市胸科医院骨外科副主任医师 2009 年 9 月至今　临沂市人民医院东区外科主任医师				
参加的学术组织及任职	山东省防痨协会结核外科专业委员会副主任委员 山东省中西医结合学会外科专业委员会委员 临沂市防痨协会结核外科专业委员会主任委员 临沂市骨质疏松专业委员会委员 临沂市防痨协会理事				
学术成就	获得临沂市科技局科技进步二等奖 3 项、临沂市科技局科技进步三等奖 4 项，国家级发明专利 2 项、国家级实用新型专利 4 项，专著 3 部、国家级学术论文 20 余篇。				
学术特长	骨关节感染性疾病的诊治，尤其擅长脊柱骨关节结核的规范化手术治疗；各类骨病、颈腰椎间盘突出症，骨关节炎、类风湿强直性脊柱炎；股骨头无菌坏死的诊治；特色治疗膝关节积液（水）。				
给患者的忠告	注意增强自身抵抗力，养成良好的生活习惯，戒烟戒酒、克服不良嗜好。 　不要轻信一些所谓包治包好的"偏方"。 　积极配合、规范治疗。				

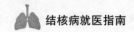

四十六、石家庄市第五医院

1. 医院简介

医院全称	石家庄市第五医院
医院详细地址	石家庄市仓兴街 6 号
就医咨询电话	0311－85925022
就医咨询邮箱	zsm1967@ sina. com
医院官方网站	
医院简介	医院成立于 1949 年，为河北省首家三级传染病专科医院、河北省中西医结合肝胆病治疗中心、石家庄市结核病定点收治医院、省市医保、新农合定点医院。 　　现有职工 689 人，其中高级专业技术人员 120 人、硕士生导师 5 人、医学博士 12 人、硕士 90 人；开设床位 600 张，19 个临床科室、7 个医技科室、15 个职能科室，具备传染病法所列疾病的诊断、治疗的全套设备。 　　拥有 60 余年治疗肝病、结核病的历史。目前，共设有七个肝病病区、三个结核病病区。医院设有综合门诊和病房，并与肝病、结核病治疗实行分区管理，可为住院患者及周边群众提供多发病、常见病等安全的诊疗服务。 　　医院为无假日医院，节假日期间各种诊疗活动正常进行，方便患者随时就诊；花园式医院，绿化率达到 35% 以上，是患者治疗、康复、休闲的好场所。

2. 专家简介

张书敏

姓 名	张书敏	性 别	女	年 龄	47 岁
科 室	结核三科	职 称	主任医师	现任职务	科主任
工作单位	石家庄市第五医院			联系电话	0311－85925022
出门诊时间	每周二、四			邮 箱	Zsm1967@ sina. com
工作简历	1988 年 7 月　毕业于河北医科大学，毕业后一直从事临床工作 1994 年—2011 年　在河北省胸科医院 2005 年—2006 年　在北京肿瘤医院学习 2011 年至今　在石家庄市第五医院				
参加的学术组织及任职	石家庄市肿瘤内科质控委员会常委 石家庄市防痨协会委员				
学术成就	在结核病与胸部肿瘤的诊断和鉴别诊断方面积累了丰富的经验。在科研方面主持完成两项科技厅课题，参与两项科技厅课题，获厅级科技进步二等奖 1 项；先后发表论文 20 余篇，参加结核病学等两本专著的有关篇章的撰写。				
学术特长	结核病、胸部肿瘤及肺部疾病的诊断与鉴别诊断。				
给患者的忠告					

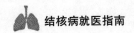

王瑜玲

姓　名	王瑜玲	性　别	女	年　龄	48 岁
科　室	结核科	职　称	主任医师	现任职务	副院长
工作单位	石家庄市第五医院			联系电话	0311 - 89109963
出门诊时间				邮　箱	
工作简历	1988 年—1992 年 河北省胸科医院工作 1992 年—2012 年 石家庄市第一医院工作 2012 年至今 石家庄市第五医院工作				
参加的学术组织及任职	河北省医学会呼吸专业委员会委员 河北省中西医结合学会呼吸专业委员会常务委员 河北省医师协会结核病专业委员会副主任委员 河北省医学会介入专业委员会委员 石家庄市医学会结核病专业委员会副主任委员 石家庄市医学会肿瘤专业委员会常务委员				
学术成就	河北省知名专家、石家庄市十佳名教、石家庄市第五医院支气管镜首席专家。近 30 年来工作在临床一线，擅长诊治呼吸系统疾病，挽救各种疑难危重症。对胸部影像学（X 线、CT）诊断有丰富的临床经验。在肺部不明原因肿块、不明原因胸腔积液的诊治方面有独到的诊治方法心得。熟练应用无创呼吸机和有创呼吸机。广泛开展了支气管镜常规诊断及介入治疗，应用肺功能诊断与鉴别诊断呼吸系统疾病。在科研方面重点对胸腔积液的鉴别诊断、支气管腔内介入治疗进行了研究，获河北省卫生厅二等奖 1 项，卫生局奖 1 项。先后培养硕士研究生 3 名。河北省知名专家、石家庄市十佳名教、石家庄市第五医院支气管镜首席专家。 　　先后发表论文 32 篇，参加呼吸学等 6 本专著的有关篇章的撰写。近来主编《呼吸内科疾病与病例分析》、《临床疾病诊疗与病历分析系列丛书》、《呼吸科速查手册》、《内科规范化诊疗》。				
学术特长	重症肺部感染、慢性阻塞性肺疾病、支气管哮喘、肺源性心脏病、呼吸衰竭、肺癌、肺间质纤维化、胸腔积液及肺结核病等。				
给患者的忠告					

王海宾

姓　名	王海宾	性　别	男	年　龄	48 岁
科　室	结核二科	职　称	主任医师	现任职务	科主任
工作单位	石家庄市第五医院			联系电话	0311－85925927
出门诊时间				邮　箱	Whbwyt@126.com
工作简历	1989 年 7 月　河北医科大学毕业 1989 年 8 月—2007 年 4 月　石家庄市结核病防治所工作 2007 年 4 月至今　石家庄市第五医院				
参加的学术组织及任职	河北省结核病学分会常委 河北省中西医结合学会委员 石家庄市医学会结核病分会副主任委员				
学术成就	25 年来不断拓宽业务领域，对结核病及胸部疾病研究开展了一些工作。在结核病与呼吸内科疾病的诊断和鉴别诊断方面积累了丰富的经验。科研方面获得河北省科技厅科技成果三等奖 1 项，河北省卫生厅科技成果一等奖、二等奖各 1 项，市级科技成果三等奖 2 项。编写著作 3 部，SCI 文章 1 篇，国内核心期刊论文 12 篇。获省、市级卫生系统先进 3 次。				
学术特长	结核病、胸部肿瘤及肺部疾病的诊断与鉴别诊断。				
给患者的忠告					

曹金凤

姓　名	曹金凤	性　别	女	年　龄	
科　室	结核一科	职　称	主任医师	现任职务	科主任
工作单位	石家庄市第五医院			联系电话	
出门诊时间				邮　箱	
工作简历	1990 年 7 月　河北医学院毕业 1990 年 7 月—1996 年 7 月　在石家庄市第一建筑公司职工医院内科工作 1996 年 7 月—2007 年 4 月　在石家庄市结核病防治所结核科工作 1999 年 1 月—1999 年 12 月　在河北医科大学第二附属医院内科进修 2007 年 4 月至今　在石家庄市第五医院结核一科工作				
参加的学术组织及任职	中国防痨协会会员 河北省防痨协会委员 石家庄市防痨协会委员				
学术成就	省内知名专家，在结核病与胸部肿瘤的诊断和鉴别诊断方面积累了丰富的经验、对难治性结核病的诊断治疗，尤其在支气管镜下介入治疗支气管结核及气管内病变经验丰富。科研立项 5 项，获市科技局三等奖 1 项，省医学会二等奖 1 项。先后发表论文 20 余篇，参加结核病学等 4 本专著的有关篇章的撰写。近来主编《实用结核病学》、《结核病诊断与护理》、《实用肺结核诊疗学》等。				
学术特长	结核病、支气管镜下介入治疗及肺部疾病的诊断与鉴别诊断。				
给患者的忠告					

四十七、河北省唐山市第四医院

1. 医院简介

医院全称	河北省唐山市第四医院 （河北省唐山市结核病医院　河北省唐山市肺科医院）
医院详细地址	河北省唐山市路南区学警路南 乘车路线：唐山市内乘76、77 路公交车第四医院站下车即到
就医咨询电话	0315 – 2963840、0315 – 2969188、0315 – 2961721
就医咨询邮箱	www. tssdsyy. cn
医院官方网站	www. tssdsyy. cn
医院简介	唐山市第四医院又名唐山市结核病医院、唐山市肺科医院，始创于1959 年，是集医疗、预防、保健为一体以治疗结核病及肺部疾病为主的大型专科医院，占地面积30 亩、建筑面积7000 余 m²、职工260 人，承担着唐山市及周边地区结核病的诊断、鉴别诊断及治疗工作。河北省结核病防治"三位一体"新模式试点医院，首批全国结核病医院联盟成员单位，唐山市120 急救指挥中心分站，唐山市中西医结合学会防痨与呼吸病专业委员会承办单位。为唐山市地市级结核病专科医院，也是市政府指定的治疗结核病的唯一定点医院，市医保、新农合定点医院。 　　医院编制床位210 张，拥有先进的医疗设备和专业技术人员，设有结核内（1 ~4）科、呼吸内科、彩超室、心电图室、CT 室、放射科、检验科、药剂科、结防科等18 个科室。拥有先进的医疗设备，投资1000 万元构建了二级生物安全实验室，购置了美国 B – D 公司生产的 Bact960 结核菌快速培养、药敏、菌型鉴定系统，美国 B – D 公司生产的实时荧光定量 PCR，开展了 γ – 干扰素释放试验等。 　　医院主要诊治结核病、呼吸系统常见病及各类疑难杂症，尤其是开展的结核菌快速培养、菌型鉴定、药物敏感实验；结核感染 T 细胞检测 γ – 干扰素实验；多耐药结核病的基因检测；结合分枝杆菌 DNA 检测等特色项目，对多耐药结核病、久治不愈疑难性结核并发症患者及结核危重症患者的综合救治积累了丰富的诊疗经验。该院在多年的医疗工作中，对结核危重患者的抢救如结核性脑膜炎、粟粒性肺结核、肺结核合并大咯血、结核病合并糖尿病或其他基础病等，抢救成功率均达到唐山市领先水平。医院开展的多项专科诊疗技术填补了市内空白，呼吸道感染性疾病的鉴别诊断水平上了新台阶，达到了全省领先水平。参加了国家"十一·五"、"十二·五"

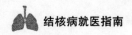
医院简介	重大科技专项，曾获省部级、地市级科技进步奖多项。 　　医院以人为本，牢固树立科学发展观，坚持"以德治院、依法办院、人才强院"的管理理念，持续改善就医环境，优化就医流程，提高专科诊疗能力和综合救治水平，全力打造唐山市胸科医院品牌。医院特聘唐山市著名呼吸科专家为首席专家，定期查房会诊，并与河北省胸科医院、北京胸科医院等多家省内及全国品牌医院建立了业务合作关系，实现学术交流、学科建设和医院管理水平与国内国际对标接轨。

2. 专家简介

张 朋

姓 名	张朋	性 别	女	年 龄	50 岁
科 室	内二病区	职 称	副主任医师	现任职务	院长助理兼二病区主任
工作单位	河北省唐山市第四医院			联系电话	
出门诊时间	四天一次：上午 8：00 ~ 12：00、 下午 2：00 ~ 17：00			邮 箱	Zpeng61185@163.com
工作简历	张朋，女，中共党员、大学本科、医学学士，院长助理兼二病区主任、副主任医师。自 1985 年起一直从事结核内科临床工作，曾在北京市结核病胸部肿瘤研究所（现首都医科大学附属北京胸科医院）进修学习，曾两次被市总工会授予"患者信得过的好医生"称号、获唐山市卫生系统优秀共产党员、"白求恩式的医务工作者"、"美丽天使"等荣誉称号，多次获嘉奖。				
参加的学术组织及任职	河北省卫生厅结核病防治专业委员会成员 唐山市医学会第七届理事会理事 唐山市医学会第一届感染病学分会常任理事 唐山市中西医结合学会第一届防痨与呼吸病专业委员会副主任委员 第一届河北省防痨协会理事				
学术成就	从医 29 年余，积累了大量的临床经验，发表论文 10 余篇，在该市率先应用中心静脉导管给结核性胸膜炎患者施行胸腔细管闭式引流术；率先应用胃肠减压、灌肠、静脉高营养治疗结核性腹膜炎、肠结核引起的肠梗阻；率先应用脑脊液置换、椎管注药治疗重症结核性脑膜炎患者，提高了治愈率、好转率。曾参加国家"十一·五"重大科技专项"复发性结核病治疗的研究"，并为唐山地区负责人。现正在参加国家"十二·五"重大科技专项"复治肺结核病化学治疗新方案的研究"。				
学术特长	在结核病的诊断、鉴别诊断；各型肺结核及其并发症如气胸、咯血的治疗，耐药结核病、结核病合并糖尿病、老年结核病、结核性脑膜炎、抗结核药物引起不良反应的治疗等方面有丰富的临床经验。				
给患者的忠告	首先患病后不要悲观、不要恐惧，结核病已经是"病因明确、防有措施、治有办法"，经科学、合理的治疗可以治愈的疾病；第二，患病后一定要重视，由于结核菌耐药率的增加，耐药患者的增多，治疗难度逐渐增大，所以一定要听从专科医生的意见，遵循"早期、联合、适量、规律、全程"的原则，做到"查出必治、治必彻底"的原则，以保证本人、家人及社会的安全。				

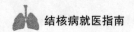

白若梅

姓　名	白若梅	性　别	女	年　龄	51 岁
科　室	内四病区	职　称	副主任医师	现任职务	主任
工作单位	唐山市第四医院			联系电话	
出门诊时间	四天一次：上午 8：00 ~ 12：00、 下午 2：00 ~ 17：00			邮　箱	2510964767@ qq. com
工作简历	1985 年 7 月　唐山市卫生学校西医士专业毕业，分配到唐山市第四医院，任结核内科临床医生 1988 年　进入河北省职工医学院临床专业学习 1991 年 7 月　由河北省职工医学院临床专业毕业，回唐山市第四医院从事临床工作 1997 年底　任唐山市第四医院病区负责人 1998 年　派往唐山市工人医院进修，同年任病区副主任 2001 年　入华北煤炭医学院临床专业学习 2004 年　取得本科学历，并获学士学位 2004 年至今任病区主任				
参加的学术 组织及任职	河北省防痨学会会员 唐山市中西医结合学会防痨与呼吸病协会会员				
学术成就	与他人合作，出版了《值班医生操作规范手册》，先后在各类期刊发表了《中药治疗抗痨药物引起消化道症状的疗效观察》、《42 例结核病病前应用免疫抑制剂临床分析》、《利福布丁联合莫西沙星治疗耐多药结核病的临床观察》等数篇论文。近年来开展了细管胸腔引流术、胸腔内注入尿激酶治疗结核性胸膜炎、异烟肼鞘内注射治疗结核性脑膜炎，取得了较好疗效。				
学术特长	从事结核病临床工作近 30 年，积累了丰富临床经验，熟悉初治复治肺结核、耐多药肺结核、结核性胸膜炎、结核性脑膜炎及其他肺外结核治疗。在结核病诊断、鉴别诊断、呼吸系统疾病治疗方面，有丰富临床经验，特别是对糖尿病结核、耐多药结核病治疗方面有自己独到见解。				
给患者的忠告	结核病目前病因明确，防有措施，治有特效，患结核病并不可怕，但要找专科医院，专科医生诊治。结核病患者在治疗时，首先要配合医生，坚持规则全程使用结核药物，其次要定期复查，不能随意停药，服药期间注意休息，避免重体力劳动，加强营养，树立战胜疾病的信心，保持乐观情绪。				

陈子强

姓　名	陈子强	性　别	男	年　龄	45 岁
科　室	内一病区	职　称	副主任医师	现任职务	主任
工作单位	唐山市第四医院			联系电话	
出门诊时间	四天一次：上午 8：00～12：00、 下午 2：00～17：00			邮　箱	Chen_ ziqiang@ yeah. net
工作简历	1992 年 11 月至今　在唐山市第四医院工作 1998 年 8 月—1999 年 2 月　在唐山市工人医院进修学习 2004 年 10 月—2005 年 10 月　在天津市胸科医院进修学习 2010 年 3 月及 2012 年 3 月　参加河北省结核病诊断学习 2011 年 3 月　在北京 301 医院胸部疾病影像学诊断新进展学习				
参加的学术 组织及任职	河北省防痨学会会员 河北省医学会会员 唐山市中西结合防痨与呼吸学会会员				
学术成就	《十年来初治涂阳肺结核标准治疗与免费治疗的临床评价》获唐山市科技进步三等奖，《十年来初治涂阳肺结核标准治疗与免费治疗的临床评价》获河北省科学技术成果，《糖尿病并初治涂阳肺结核标化与短化的追踪观察》获河北省科学技术成果。				
学术特长	结核病的诊断、鉴别诊断及治疗。肺结核急、危、重症的诊断及治疗。肺结核并糖尿病的诊断及治疗。胸腔积液的诊断、鉴别诊断及治疗。耐药结核病的诊断及治疗。				
给患者的忠告	结核病是可以预防和治好的；结核病应该到结核病定点医院治疗。				

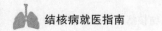

四十八、齐齐哈尔市结核病防治院

1. 医院简介

医院全称	齐齐哈尔市结核病防治院
医院详细地址	黑龙江省齐齐哈尔市铁锋区向水街77号
就医咨询电话	0452－2382102、0452－2382108
就医咨询邮箱	Qsjhyy2000@ sina. com
医院官方网站	www. qsjhyy. com
医院简介	齐齐哈尔市胸科（结核）医院坐落于素有"世界大湿地·中国鹤家乡"美称的齐齐哈尔市的火车站东南六公里处，是一座遐迩闻名的黑龙江省西部地区花园式结核病及肺部疾病防治中心，并以其特色专科的独特魅力而声名鹊起。 　　医院始建于1952年，经过60多年的发展与建设，已经成为设备完善、功能齐全、布局合理、人才济济的新型专科医院。医院总占地面积12万 m^2，总建筑面积1.5万 m^2，拥有固定资产五千余万元，万元以上各类检查治疗设备40余台（件），总床位400张，省、市知名专家、学科带头人30余人。

2. 专家简介

张志学

姓　名	张志学	性　别	男	年　龄	51 岁
科　室	结核内科	职　称	主任医师	现任职务	业务副院长、系主任
工作单位	齐齐哈尔市结核病防治院			联系电话	
出门诊时间	每周三			邮　箱	Zhangzhixue2000 @ sina. com
工作简历	1984 年 7 月—1992 年 10 月　齐齐哈尔市结核病防治院住院医生 1992 年 10 月—2002 年 4 月　齐齐哈尔市结核病防治院内科主任 2002 年 4 月至今　齐齐哈尔市结核病防治院业务副院长、内科系主任				
参加的学术组织及任职	黑龙江省防痨协会理事 黑龙江省结核专业委员 齐齐哈尔市结核病专业主任委员 齐齐哈尔市呼吸专业副主任委员 齐齐哈尔市传染病专业副主任委员				
学术成就	省市级科研成果 15 项，其中荣获省级科技进步奖 1 项，省医疗卫生新技术应用奖 2 项，市科技进步奖 1 项，市医疗卫生新技术应用奖 3 项，主编医学著作 3 部，参与编写医学著作 1 部，发表医学论文 20 余篇。				
学术特长	对呼吸系统疾病的诊断、鉴别诊断、治疗等方面有丰富的临床经验和独特的见解。尤其擅长结核病的综合治疗。				
给患者的忠告	得了结核不可怕，不被发现才可怕，发现不治更可怕，治不彻底最可怕。				

黄玉琴

姓　名	黄玉琴	性　别	女	年　龄	52 岁
科　室	结核四内科	职　称	主任医师	现任职务	科主任
工作单位	齐齐哈尔市结核病防治院			联系电话	
出门诊时间	每周 2 天			邮　箱	535071446@qq.com
工作简历	1983 年 7 月—2002 年 5 月　齐齐哈尔市结核病防治院住院医生 2002 年 5 月—2007 年 5 月　齐齐哈尔市结核病防治院结核内科主任 2007 年 5 月—2009 年 9 月　齐齐哈尔市结核病防治院肿瘤内科主任 2009 年 9 月至今　齐齐哈尔市结核病防治院结核内科主任				
参加的学术组织及任职	齐齐哈尔市结核病专业副主任委员				
学术成就	2006 年"应用改良导管微创引流治疗结核性胸腔积液"项目主持人，并荣获市科技进步三等奖；还有 3 项荣获了省科技成果。				
学术特长	结核内科、肺部肿瘤的内科治疗。				
给患者的忠告	珍惜生命，注重健康，愿做您健康的忠实护卫者。				

吴彤彬

姓 名	吴彤彬	性 别	男	年 龄	50 岁
科 室	结核八内科	职 称	主任医师	现任职务	科主任
工作单位	齐齐哈尔市结核病防治院			联系电话	
出门诊时间	每周 2 天			邮 箱	Wutongbin1999 @ sina. com
工作简历	1984 年 7 月—1992 年 9 月　齐齐哈尔市结核病防治院住院医生 1992 年 9 月—1993 年 1 月　上海市第一肺科医院进修学习（肺部肿瘤） 1993 年 1 月—2001 年 9 月　齐齐哈尔市结核病防治院内科主任 2001 年 9 月—2006 年 9 月　齐齐哈尔市结核病防治院内科主任（期间在广东省人民医院进修呼吸内科） 2006 年 9 月至今　齐齐哈尔市结核病防治院结核内科主任				
参加的学术组织及任职	齐齐哈尔市结核病专业副主任委员 齐齐哈尔市健康协会理事				
学术成就	2006 年"应用改良导管微创引流治疗结核性胸腔积液"荣获市科技进步三等奖、2011 年"经纤支镜灌注含药凝胶治疗耐药空洞型肺结核"荣获黑龙江省科技成果。				
学术特长	结核内科、肺结核经纤支镜介入治疗。				
给患者的忠告	结核能防、能治好，规范治疗最重要。				

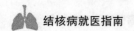

四十九、山东省枣庄市王开传染病医院

1. 医院简介

医院全称	山东省枣庄市王开传染病医院
医院详细地址	滕州市经济开发区腾飞路 1795 号
就医咨询电话	0632 – 5268111
就医咨询邮箱	
医院官方网站	http：//www.zzswkyy.com
医院简介	技高声自远，杏林美名传。具有近七十年历史的枣庄市王开传染病医院传承了独特的诊疗技术，被救治的患者遍及鲁南、皖北、豫东、苏北、乃至黑龙江等地区。 枣庄市王开传染病医院暨枣庄市肿瘤医院也是枣庄市唯一一所以治疗肺结核、肿瘤、胸外科疾病为重点的专科医院。设有结核科、呼吸科、肿瘤科、放疗科、胸外科、急症科、肝病科、康复科及肿瘤微创综合治疗中心等 14 个临床科室。拥有高能直线加速器、模拟定位机、立体定向放射治疗系统 X – 刀、美国 GE 双层螺旋 CT 等设备，最近又购置了肿瘤微创综合治疗九大设备，该设备技术达到国内领先水平。开放床位 360 张，现有专业技术人员 380 余名，高级职称专家 70 多名。先后荣获"全国结核病防治工作先进集体"、省市"先进集体"、"文明单位"、"枣庄市百姓满意医院"、"枣庄市医德医风示范医院"、"先进基层党组织"、"物价诚信单位"以及"花园式医院"等荣誉称号。 在十八大精神鼓舞下，新一届领导班子以"同舟共济、无私奉献、讲真干实、争创一流"的进取精神，强抓机遇、与时俱进、科学决策、同谋发展，大胆实行医院管理制度改革，确定了"以人为本、以德治院、创新管理、特色兴院"的发展思路，提出了依靠科学管理创新，依靠服务质量治院的理念，确立了打造专科特色、专业特色、专家特色，争创一流专科医院的宏伟目标。 党委书记、院长褚衍友携全体员工向社会各界朋友表示最诚挚的谢意和祝福，并期待您一如既往的关心、支持王开医院的发展。 电话：0632 – 5268111 医院地址：滕州市腾飞路 1795 号

2. 专家简介

张守贞

姓　名	张守贞	性　别	男	年　龄	52 岁
科　室	内七科	职　称	主任医师	现任职务	业务副院长
工作单位	枣庄市王开传染病医院			联系电话	0632 – 5268003
出门诊时间				邮　箱	wkyyzsz@163.com
工作简历	1983 年　毕业于济宁医学院临床医学专业，在山东省枣庄市王开传染病医院内科工作至今 1983 年 11 月—1984 年 11 月　在山东省精神卫生中心学习 1990 年 04 月—1991 年 04 月　在山东省肿瘤防治研究院学习 1999 年 08 月—1999 年 10 月　在山东省立医院重症医学科学习 2000 年　在山东省胸科医院学习 2010 年　晋升为主任医师				
参加的学术组织及任职	山东防痨协会第四、五届理事 山东防痨协会第一届结核内科专业委员会副主任委员 山东防痨协会第二届结核内科专业委员会副主任委员至今 山东省医学会第三届结核病学分会委员 山东省医师协会第二届理事会理事 枣庄市抗癌协会第三届理事会副理事长兼秘书长 枣庄市医学会第三届呼吸病学专业委员会副主任委员 枣庄市医学会第四届呼吸病学专业委员会副主任委员至今				
学术成就	枣庄市医药卫生重点学科结核病科学科带头人，枣庄市优秀医师。 从事呼吸内科、结核病及肺部肿瘤专业，在结核病的诊断和鉴别诊断方面积累了临床经验。对结核病的血清学诊断、分子生物学诊断进行了研究。在《中华流行病学杂志》、《中国防痨杂志》、《中国实用医刊》等杂志发表论文近 20 篇。医学科研 7 项，获市二等奖 3 项，三等奖 4 项。专利 4 项，著作 3 部。				
学术特长	结核病、胸部肿瘤及肺部疾病的诊断与鉴别诊断。				
给患者的忠告					

张厚洋

姓　名	张厚洋	性　别	男	年　龄	49 岁
科　室	结核一科	职　称	主任医师	现任职务	主任
工作单位	枣庄市王开传染病医院			联系电话	0632 – 5268181
出门诊时间	周四			邮　箱	wkyyzhy@163.com
工作简历	1985 年 7 月　枣庄市山亭区中心人民医院 1989 年 9 月　枣庄市王开传染病医院 1998 年 9 月　枣庄市王开传染病医院内科主任 2001 年 12 月　枣庄市王开传染病医院内科副主任医师、内科主任 2008 年 12 月　枣庄市王开传染病医院内科主任医师、内科主任				
参加的学术 组织及任职	山东省防痨协会理事 山东省结核病临床指导医师				
学术成就	枣庄市科技进步奖二等奖 3 项。先后在《中华结核和呼吸杂志》、《中国防痨杂志》等发表论文 20 余篇。				
学术特长	结核病、耐多药结核、支气管哮喘、胸部肿瘤及肺部疾病的诊断与鉴别诊断。				
给患者的忠告					

张映仁

姓　名	张映仁	性　别	男	年　龄	49 岁
科　室	内三科	职　称	主任医师	现任职务	内三科主任
工作单位	山东省枣庄市王开传染病医院			联系电话	0632 – 5268183
出门诊时间				邮　箱	Zyrhh7611@163.com
工作简历	1986 年　毕业于济宁医学院临床医学系 1986 年　在枣庄市王开传染病医院从事内科临床工作 1989 年—1990 年　在山东省立医院呼吸内科学习 2001 年　晋升内科副主任医师 2011 年　晋升内科主任医师				
参加的学术 组织及任职	山东防痨协会结核内科专业委员会委员 山东省结核病临床治疗指导专家 山东省预防接种异常反应鉴定专家组成员 枣庄市医学会呼吸内科专业委员会委员 枣庄市医疗事故鉴定专家组成员				
学术成就	在结核病与呼吸内科疾病的诊断和鉴别诊断方面有扎实的理论和丰富的临床实践经验。尤其对难治性结核病、耐药结核病有丰富经验。荣获枣庄市科技进步奖二等奖 2 项，三等奖 2 项。先后发表论文 20 余篇，主编结核病学等专著 2 部。				
学术特长	结核病、呼吸内科疾病的诊断与鉴别诊断。				
给患者的忠告					

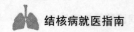

五十、呼伦贝尔市结核病医院

1. 医院简介

医院全称	呼伦贝尔市结核病医院
医院详细地址	扎兰屯市雅鲁街 31 号
就医咨询电话	0470 – 3204971
就医咨询邮箱	
医院官方网站	呼伦贝尔市结核病医院网
医院简介	我院 1959 年建院,以结核专业为主,大专科小综合,占地 10 万 m²,开放床位 450 张。有三个结核内科、胸外科、骨外科、普外科、妇产科、两个综合内科及层流手术室。有一大批有多年临床经验的内、外科专家。对肺结核、肺外结核有独到的治疗经验。有美国产 GE16 排螺旋 CT 机、DR、X 光机等大型设备。

2. 专家简介

焦连丽

姓 名	焦连丽	性 别	女	年 龄	53 岁
科 室	内科	职 称	主任医师	现任职务	副院长
工作单位	呼伦贝尔市结核病医院			联系电话	13947062566
出门诊时间	周一至周六上午			邮 箱	lianlizhangyang@163.com
工作简历	1985 年至今 一直在呼伦贝尔市结核病医院工作，历任医师、主治医师、副主任医师、主任医师。				
参加的学术组织及任职	内蒙古医学会结核病学分会副主任委员 呼伦贝尔市医学会呼吸内科分会副主任委员				
学术成就	在国际级、省级杂志上发表论文多篇。				
学术特长	结核内科，综合内科。				
给患者的忠告	有病早就医，遵医嘱用药。				

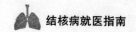

阿尔腾掛

姓　名	阿尔腾掛	性　别	女	年　龄	56 岁
科　室	结核一科	职　称	主任医师	现任职务	科主任
工作单位	呼伦贝尔市结核病医院			联系电话	13947025631
出门诊时间	周一至周六			邮　箱	
工作简历	1983 年至今　在呼伦贝尔市结核病医院工作，一直从事结核内科工作				
参加的学术组织及任职					
学术成就					
学术特长	结核病内科诊断治疗				
给患者的忠告	治疗结核病一定要规律、全程				

周胤江

姓　名	周胤江	性　别	男	年　龄	52 岁
科　室	胸外科	职　称	主任医师	现任职务	科主任
工作单位	呼伦贝尔市结核病医院			联系电话	13088529237
出门诊时间	周一至周六			邮　箱	
工作简历	1984 年至今　一直在呼伦贝尔市结核病医院胸外科工作				
参加的学术组织及任职	呼伦贝尔市医学会胸外科分会副主任委员				
学术成就	在国际级、省级杂志上发表论文多篇				
学术特长	胸外科各种肺部疾病的诊断、治疗。				
给患者的忠告	内科治疗无效考虑手术治疗。				